# 美味
# 健身便當
# 食作課

## 人氣 IG 健身料理女孩的 54 道精選食譜！

### 便當常備菜 x 豐盛早午餐 x 能量點心，
### 不節食、不挨餓，無壓力改造體態

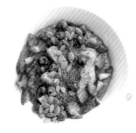

「Pei 健身料理日記」
梁毓珮／著

健身也健心，
讓心態體態煥然一新！

**May Liu** 人氣健身部落客

女力風潮崛起，女孩們不再只是追求瘦，而是強壯有自信！PeiPei用她長年對健身的熱忱，以行動證明……改變是會發生的，飲食與運動需雙管齊下！現在就是最好的開始時機！

**史考特醫師** 一分鐘健身教室

看 Pei 的減重歷程，可以讓減重者少走很多冤枉路！

**健身教練 Hana** 漢娜女子力

很多人為了衝一個短期速效的「減肥」，用盡各種可行的方式，吃代餐，節食，各種飲食和運動的方法，或是一週 7 天都埋頭在健身房，只吃水煮餐，謝絕所有邀約，反而失去了人際關係，忽略了自己人生其他更重要的事情。運動，飲食，生活，壓力排解，都是環環相扣。

飲食控制，不是你人生唯一的目標；變瘦，也不是你運動唯一的理由！而妳擁有的自信，存在的意義也不單單只是用外在來評斷的。養成好的飲食方式是根本，吃對食物，身體就會快樂，光彩就會由內而外的散發出來；培養規律的運動習慣，不論體態還是心理都會更加進步，自信就會油然而生。相信 PeiPei 的故事你們也會深有同感或曾經經歷過的狀態，看看這本書，帶給你們一些方向！一起往前邁進。

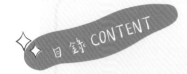
目錄 CONTENT

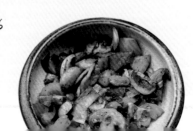

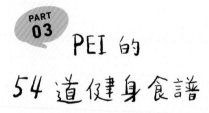

PART
03
PEI 的
54 道健身食譜

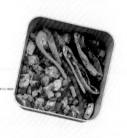

01 一次做好 6 個便當

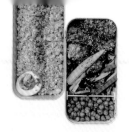

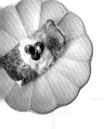

**PART 04**

# 健身，是最好的瘦身

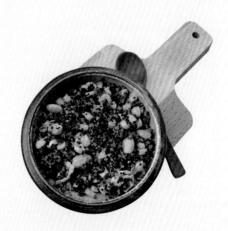

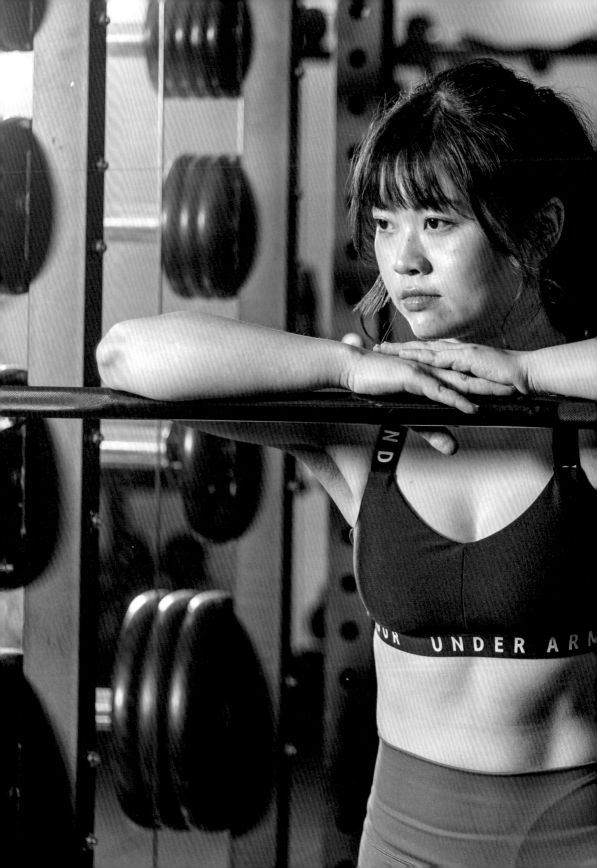

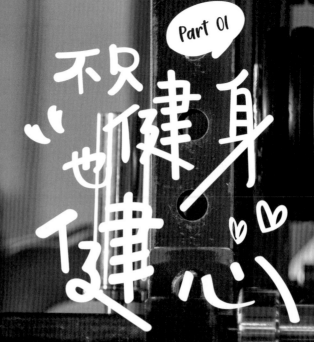

# 不只健身<br>也健心

## Part 01

急著想「再瘦 3 公斤」、苦惱著「為什麼少吃多動還是這麼胖」、試過好多種根本無法持續的瘦身飲食……這些都是我在「想要變瘦」的路程上所經歷過的。

走到了現在，我靠著執行正確的飲食觀念與健身習慣，逐漸朝著自己喜歡的樣貌前進；不僅改變了身形，連內心也跟著改變了！在這條路上沒有一路順遂，但無論過程有好有壞，我都從中得到了許多啟發與進步，並且持續在與不斷變動的生命中追求最適合當下的「平衡」，與其說是開始健身的歷程，不如說，這是我的「健心過程」。

# 起初，比起可愛、我更想當瘦子

我是個只有 152 公分的小隻女孩，天生的身形其實並不算胖，只是四肢天生長得較為粗壯，臉也圓圓、肉肉的，說得好聽一點就是娃娃臉、嬰兒肥。雖然大家都說這叫可愛，但身邊的人、事、物和環境，都不斷的在暗示我，這就叫做「胖」。

以我的身高來說，一般尺碼的衣服，大多數總是不合身，有袖子的衣服常常讓我的手臂看起來很臃腫；不管穿哪一種款式的牛仔褲，都讓我的腿看起來又短又粗，甚至曾有男同學嘲笑我的手臂，是班上其他女生的兩倍，家人和親戚也常常有意無意地提醒我有一雙粗腿。這些穿衣打扮上的困窘，加上旁人的戲謔和提醒，讓我從小就對自己的身形感到非常沒有自信且沒有安全感，穿衣服總是要穿得愈寬鬆愈好，最好能長到足以遮掩我的粗大腿和大屁股。

國中之後，我的體重來到人生首次的 5 開頭，當發現身邊的女同學都是 4 開頭的時候，我被總是在鼓勵女生追求「瘦就是美」的社會價值觀深深地約束與影響，就此開啟了減肥之路。

## 已經有在運動了，卻還是瘦不下來

小時候的我其實很好動也很愛運動，幾乎每天晚上都會去泳池玩水游泳、假日會到公園溜冰，運動對我來說是快樂又自然的休閒活動。後來為了減肥，知道游泳可以消耗最多熱量之後，就開始瘋狂努力地游泳。

　　暑假的兩個月當中，我可以每天游至少 40 趟，**運動本身變得不是一種享受，而是為了「讓自己再變得更瘦」的修行苦活。**明明是最需要營養來成長的青春期，也因為怕胖刻意吃得很少，回頭看那時候的我雖然變得清瘦了，但下半身和手臂看起來還是肉肉的，因此我還是覺得自己不夠瘦，對自己沒有自信。

　　後來可能因為到了青春期的關係，食量、胃口跟營養吸收全部大開，愛吃零食甜點，加上漸漸不愛運動的我，理所當然地開始迅速變腫變胖──那是我第一次體驗復胖的感覺：高中制服變得超級緊繃，冬天的我看起來就像一顆小雪球，隨時可以自己滾起來；中秋送老師月餅時，甚至還被老師開玩笑說我的臉跟月餅一樣圓呢！

　　那時候很流行「鄭多燕減肥操」，我也每天照著跳 30 ～ 40 分鐘，幻想自己也能藉此跳出那樣的身材。而現在才知道，**要擁有像鄭多燕那樣線條前凸後翹的緊實好身材，其實需要靠嚴格的飲食控制與重量訓練，努力堅持而來。**每天光是跳 30 分鐘的瘦身操，一輩子也不可能跳出那樣的身形。

　　那時候的我也不知道要如何正確地做飲食控制、不曉得如何掌控分量，加上升學時期幾乎整天都坐著讀書，不但絲毫沒有瘦下來，甚至還有慢慢變胖的趨勢。

## 「暴食、運動、節食、復胖」的可怕循環

　　升大學的暑假，我第一次接觸到「代餐奶昔」這樣的減肥工具，在直銷商的鼓勵嘗試之下，我開始用奶昔取代早餐。

　　就這樣吃了兩個月的代餐後，我的確瘦了，但因為大學生預算有限，就沒有繼續使用；回到正常飲食後，理所當然的復胖，甚至開始出現暴飲暴食的傾向。

在宿舍四下無人的情況下，我可以一晚把家庭號分量的巧克力餅乾全部吃完；即便吃到後來，已經不覺得好吃跟享受，還是無法控制自己不斷地塞，塞到肚子非常不舒服才會停止。吃完後又滿腹罪惡感，因為怕胖，隔天就會嚴格地節食再加上瘋狂跑步，想要平衡罪惡感並消耗掉那些狂吃進肚子裡的卡路里。

但「失控暴食，然後瘋狂運動消耗」的公式，並沒有讓我變得更好，反而讓自己落入了不斷暴食與節食、再更加努力運動的黑暗深淵。瘦了之後恢復壞習慣再變胖、胖了再用激進的方式虐待自己瘦下來，再怎麼努力用任何方法瘦身，還是不時會被身邊的人用同情的眼光說：你怎麼那麼努力了，還是沒有瘦？

我感到很痛苦、也很無助，只要有人碰觸了這塊最脆弱的部分，我馬上會一秒崩潰大哭，<u>不知道為什麼人生要為了執著於「要再變得更瘦一點」而活得這麼累。</u>

由於太渴望瘦下來，我又重拾這家直銷商的代餐奶昔，而這次則更加激進地只用一杯 88 大卡的奶昔，取代了原本的早餐和晚餐。大量減少每日攝取熱量之下，我理所當然地迅速在一個月內瘦下 2 公斤，同時體脂肪也減了 2%。

但這樣的開心並沒有持續很久。瘦了一點之後，我想著：「哇！終於可以放鬆、犒賞自己一下了！」接著，我到麵包店買了一堆麵包，然後在一個晚上全、部、吃、完！而且是完全無法控制的就這樣連吃好幾天。

沒錯，我又開始了暴食的惡性循環，而且我會在暴食的當下想著：「反正再喝奶昔減肥就好了。」其實這麼做就是靠工具變相地再度節食。後來突然意識到，這種心態既不健康也不正確，我便下定決心，未來不再依靠任何的瘦身產品，而是應該靠自己控制飲食並且好好運動。

## 吃營養品，就可以變成易瘦體質嗎？

即便屢屢在減肥路上受挫，我還是沒有放棄。我仍然相信，只要持續堅持、不斷嘗試，找到對的方法就能瘦下來，並且不再復胖。出社會開始工作當上班族後，我為了培養運動習慣而報名了公司附近的健身房，一週堅持運動三天，都以一小時的團體有氧課程為主，像是瑜珈、拳擊有氧、飛輪還有肌力雕塑的課程，同時自己帶便當、控制飲食。

然而持續運動了幾個月之後，我的 inbody 數據雖然顯示肌肉量提升了，但體脂肪竟然也跟著上升！

當時我並不知道，「錯誤的飲食」佔了很大的因素，雖然看了很多網路上的資訊想要學習正確的飲食控制，但我仍然感到疑惑與無助。

到了 2017 年的年底，有位朋友邀請我參加一個美商直銷的「45 天健康管理計畫」，號稱是可以透過健康飲食改變體質、順便減重。朋友和我保證，這絕對是我最後一次減肥了！我也看了很多他們的見證，於是又腦波很弱的，前後總共投資了兩萬五千多元在營養產品上，每一天都吃直銷所謂可以改變體質的飲食菜單。

記得在菜單執行的前兩週，每天都只能吃蛋白質類的食物，並且需要定時大量喝直銷商的蛋白粉和各種營養品，不能碰任何澱粉甚至蔬菜水果，於是我開始嚴重便秘，他們說我必須增加 B 群的分量幫助排便，但便祕的狀況仍然毫無改善。

直到飲食計畫來到可以吃蔬菜水果的菜單階段之後，身體補充了膳食纖維，才真正解決了我的便秘狀況。整個計畫的過程我都覺得很痛苦，因為飲食的選擇太過限制，還要逼自己吃一堆營養食品，身邊其他朋友提醒我，這不是能夠長久執行的方式，家人也都勸我不要依賴營養品，而是要吃真正的食物，但我那時候真的很天真的以為，「這是最後一次減肥了，

反正只要 45 天撐過去、『改變體質』之後，就可以一輩子再也不復胖了！」

　　結果計畫結束之後，我的體態並沒有改變多少，看鏡子裡的自己，肚子還是很大，腿跟手臂還是很粗，加上執行計畫的那段時間壓抑太久，我開始暴食、大吃大喝，把之前飲食計畫中的所有禁忌食物全部吃一輪，不管是喜歡或不喜歡的食物，都拿出來狂塞，每一天都在暴飲暴食、每一天都對自己感到無比失望和絕望，復胖到甚至比參加計畫前還更胖。

▶ 起初一心只想「變瘦」，卻用了身體不想要的方式

　　在 2017/12/28，開始執行直銷商的「49 天健康管理計畫」，花了約 2 萬 5 千元，但是完全沒有變瘦……。

| 日期 | 體重(kg) | 體脂肪(%) | PEI'S MEMO |
|---|---|---|---|
| 2017.12.28 | 53.3 | 28.1 | ✦ 起始體重是 53.3 公斤，體脂肪是 28.1%。 |
| 2017.12.29 | 53.7 | 27.8 | |
| 2017.12.30 | 54.2 | 27.8 | |
| 2017.12.31 | 54.2 | 27 | |
| 2018.01.01 | 54.1 | 27.8 | ✦ 吃了五天之後，體重上升了快 1 公斤，不過體脂肪小幅下降了 0.3%。 |
| 2018.01.02 | 53.7 | 27.7 | |
| 2018.01.03 | 53.6 | 27.2 | |
| 2018.01.04 | 53.9 | 27.7 | |
| 2018.01.05 | 54 | 28.6 | ✦ 但是，沒過幾天，體重沒變，體脂突然噴發到 28.6%，慢慢靠近 29% 了…… |
| 2018.01.06 | 53.5 | 28 | |
| 2018.01.08 | 53.9 | 28.1 | |
| 2018.01.09 | 53.4 | 27.6 | |
| 2018.01.10 | 53.4 | 27.6 | |

| 日期 | 體重(kg) | 體脂肪(%) | PEI'S MEMO |
|---|---|---|---|
| 2018.01.11 | 53.9 | 28.6 | ✦「49 天計劃」進行到 1/3，體重和體脂肪 |
| 2018.01.26 | 53.7 | 28.1 | 都比一開始高。說好的易瘦體質呢 QQ？ |
| 2018.01.27 | 53.6 | 28.1 | |
| 2018.01.31 | 54.1 | 28.1 | |

> 這個階段我只記錄到這一天，也就是計劃進行到 35 天的時候。體重比開始前多了 0.8 公斤，體脂完全沒變。這時候心情真的很沮喪，到底過去一個多月拼命忍耐、這麼痛苦的限制飲食，這麼不快樂，到底是為了什麼呢？

▶ 身體大反彈，暴飲暴食、無法控制的復胖期

| 日期 | 體重(kg) | 體脂肪(%) | PEI'S MEMO |
|---|---|---|---|
| 2018.02.27 | 55.1 | 30.1 | ✦ 在 40 多天的極度飲食限制後，我開始大 |
| 2018.03.01 | 55.3 | 29.2 | 吃大喝了兩個多月……。這一天我的體重是 |
| 2018.03.02 | 55.2 | 28.9 | 55.1 公斤，體脂肪突破了 30 大關。 |
| 2018.03.03 | 55.2 | 29.7 | 請注意，我的身高只有 152 公分啊！ |
| 2018.03.16 | 55.7 | 29.7 | |
| 2018.03.21 | 55.2 | 29.2 | |
| 2018.03.22 | 55.7 | 29.8 | ✦ 在這一個月中，體脂肪一直在 29～30 之間 |
| 2018.03.23 | 55.7 | 30.6 | 徘徊。身體不高興，我也情緒低落。 |
| 2018.03.29 | 55.7 | 29.4 | |
| 2018.03.30 | 55.6 | 29.9 | |
| 2018.03.31 | 55.6 | 29.2 | |

> 體重突破 55.5 公斤，體脂肪也回不到 29 以下，我突然醒過來，發現自己不能再這樣下去了！

# 當不了紙片人，那就練出曲線吧！

在感到很絕望的時候，我在 IG 上看到很多在健身的女生，雖然不是時下主流纖細的樣子，有些甚至看起來肉肉壯壯的，但是她們超漂亮的 S 曲線、前凸後翹的好身材以及健康好看的肌肉線條，讓我看見了有別於「瘦就是美」的審美價值觀！

## 每天都吃好飽，背肉消了、屁股翹了！

不同於主流價值觀中四肢和腰圍纖瘦的女生，這些有著肌肉線條、S 曲線的女孩們，展現出獨特、有魅力又健康、強壯且充滿自信的樣子，讓我開始重新思考自己的可能性。我忍不住想，如果我也開始重訓健身，是不是也能夠擁有這樣美麗的曲線身材？

於是我開始投資自己，報名教練課程，學習如何訓練成我想要的曲線身形。接觸健身之後，也才真正了解該如何正確改變飲食。起初，我只是照著健身教練開給我的飲食菜單吃，每一天都吃得很飽足，飯量甚至還比以前多，還不用戒掉我最喜歡的拿鐵飲料！

對這樣的飲食安排，我感到半信半疑，懷疑這樣下去到底能不能成功地增肌減脂；不過，我也發現建議的菜單中，<u>幾乎都是以健康的原型食物為主</u>，因此我仍然選擇相信教練的專業。

三個月下來，搭配每週三天的重量訓練，雖然我的體重並沒有變魔術般地「狂減」或「速瘦」，但是照片是最誠實的，我比較了三個月前和三

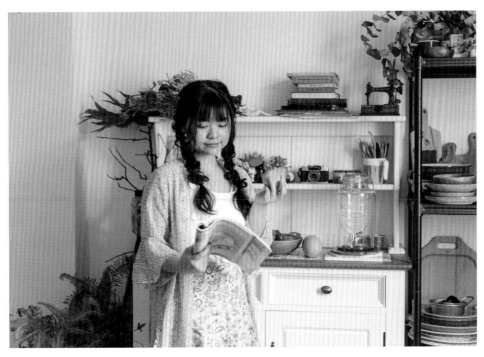

▲ 減脂不能一味「少吃」，食物的比例、分量才是重點。

個月後的照片，<u>發現自己的身形竟然大幅地改變了</u>！不但背肉減了一大半，原本又垮又垂的臀部，也比之前挺翹許多！

　　光是這兩個部位的改變，就是我過去在家努力瘋狂跳瘦身減肥操、努力少吃節食控制飲食也看不到的變化，執行的過程甚至是我最快樂滿足的一次！我才了解到，原來，<u>減脂不能吃太少，營養素也應該要有正確的比例，減肥不一定需要戒掉自己喜歡的食物，也不需要很痛苦地吃水煮餐，吃得很清淡很「乾淨」</u>；即使是再健康的食物，如果選擇的比例不對、分量過多過少，都無法有效地達到我們想要的身形目標，「吃對比例、吃得剛剛好」，才有足夠能量健身，才有對的「建材」來幫助我們建立肌肉。

## 結實又美麗的身體線條，就藏在脂肪下！

回首過去失敗的經歷，我了解到凡是**無法長期堅持、過程中會讓你覺得痛苦無比的減肥方式**，或是坊間流行的各種減肥飲食法，即便短期內再快速、再有效，卻不能很好地融入生活，不能符合自己的個性、喜好與身體反應的話，**一定都會失敗！**

每個人的個體差異非常大，你必須要好好傾聽自己身體的聲音，找出最適合自己，同時能夠平衡生活與目標的方式，不偏離追求健康的本質，對你來說才是「最正確」的飲食法。

當然，足夠的睡眠休息和壓力管理，也是讓增肌減脂成功的關鍵，總而言之，「體態」其實只是反映了你長期的生活型態和習慣。

另外我們必須要瞭解到，**肌肉並不是讓我們變得粗壯難看的敵人，反而是能讓女生擁有緊實身形、曲線身形的神隊友**。肌肉會隨著我們的年齡增長還有胡亂節食減肥而減少，代謝會逐漸下滑，減肥只會愈來愈辛苦、愈來愈難減，最後只能靠著不斷減少熱量還有努力運動消耗熱量，很辛苦地維持身材。

但是，如果藉由重量訓練來建立肌肉、提高代謝，長久下來除了真的可以養成代謝高的易瘦體質之外，肌肉也是預防老化、讓我們有力氣應付生活中各種活動最重要的利器。

以女性的先天基因來說，從事一般為了健康而鍛鍊的健身運動，其實是很難練到金剛芭比的程度；通常會看起來壯壯的原因，都是由於身體外層的脂肪還未減掉。而對於天生脂肪與肌肉量都比較少的女生來說，覺得「變粗」其實是因為肌肉量的增長，然而整體的身形會更有曲線、更健康漂亮，而不是又瘦又扁的樣子。

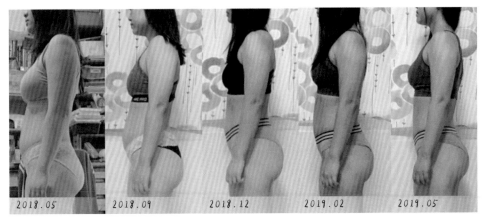

2018.05    2018.09    2018.12    2019.02    2019.05

▲ 從 2018 年 5 月開始，直到 2019 年 5 月，一年之間的身形變化！

## 健身是為了「我可以」

　　以前當我想到要運動的時候，總是覺得很痛苦，大量又累又喘的有氧運動和高強度間歇性運動，只不過是為了可以消耗大量多餘的熱量，只是為了減肥而逼著自己做的「苦刑」，所以總是無法持續。

　　開始重量訓練後，我的心態卻大大地改變了。**以往讓我感到付出太多、收穫很少的運動目標，變成希望專注在每一下的動作可以做得更有品質、更有感受度，感覺到特定肌群被鍛鍊後的痠痛感，以及力量不斷在突破與提升的時候，也讓我得到前所未有的成就感！**在面對重量的挑戰時，一開始難免會有害怕和恐懼的感覺，但是每當勇敢挑戰並克服了之後，我發現自己不斷地在成長，無論是心理或生理上，都變得更加強大。

　　雖然身上仍然有很多還未消除的脂肪，但我開始懂得欣賞自己經由鍛鍊後、慢慢顯現的曲線線條，也懂得感謝鏡子中的自己，為了想要變得更好，而付出了多少的努力。

由於自己身心上的改變，我開始在 IG 上分享自己的故事經歷與過程，希望有更多的女孩們了解，減肥不能靠節食、餓肚子的限制飲食，想要改變身形，也不能只靠大量的有氧運動就行。

　　我也想鼓勵和過去的我一樣迷茫、一直在為減肥屢屢受挫失敗，對自己沒有自信的女孩們，**健身還有對的飲食，真的能夠讓我們由內而外地改變，變得更加健康強壯、愈來愈有自信！**

　　我在過去摸索減肥的路程中，有過好幾次的錯誤飲食控制而導致復胖的經驗，而「改變飲食、吃對食物」這件事情，在剛開始的階段，甚至可以說是比運動還更重要的改變。於是，除了自己的減肥血淚史之外，我也同時在 IG 上分享自己豐盛、療癒又滿足的健身料理，以及時不時以限時動態補充健身的過程。

　　很多女孩都因為我的鼓勵而開始改變，從吃得健康滿足開始，進一步嘗試健身帶來的身心改變，開始慢慢學習不被數字綁架，練習好好地愛自己、充實自己的身心靈。

　　我不是那種原本條件就不錯、身材比例好的名人或網紅，但這也是我最能鼓勵大家的地方：一個四肢粗壯、圓臉嬰兒肥的小個子女生，只要吃對食物、改變飲食比例，並鍛鍊肌肉、開始健身，就能有明顯的改變。嘗試看看我的食譜，感受不用挨餓、吃得開心又滿足的來做為改變身材的開始吧！

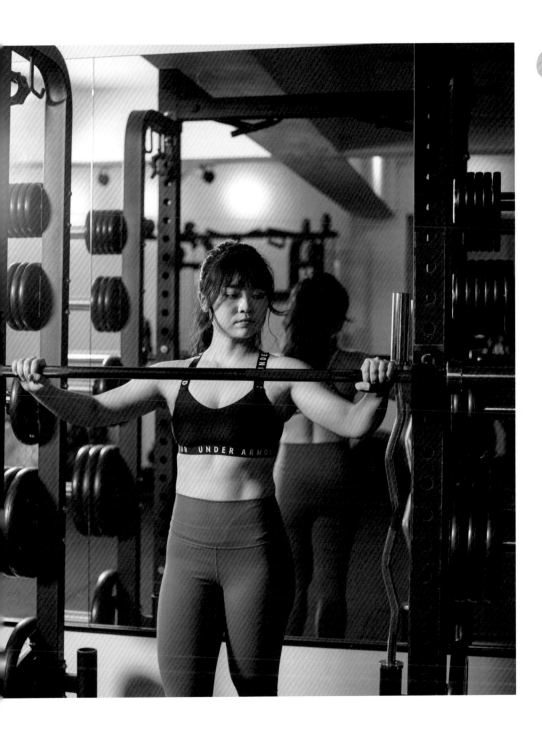

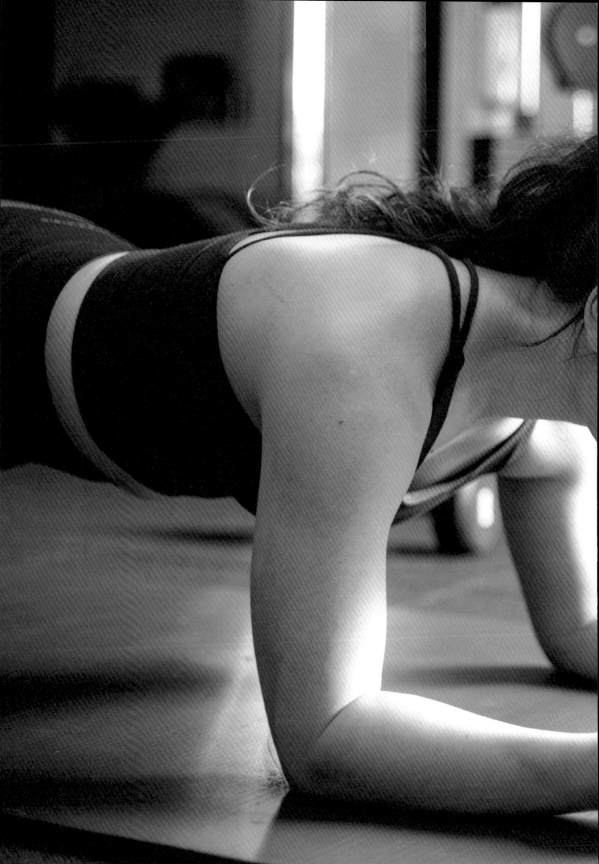

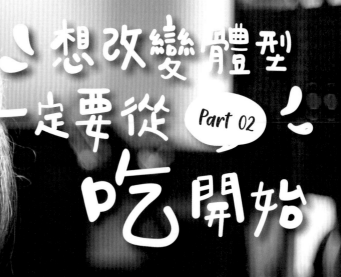

# 想改變體型一定要從吃開始

**Part 02**

這本書主要是簡單方便兼顧美味的懶人健身食譜，然而我希望，不只是讓更多有健身、想瘦身、追求健康的人，能夠方便又持久地改變飲食，而是從正確的心態、飲食運動知識觀念出發。

我分享自己這一路上執行的方法、收穫和經驗教訓，讓你在增肌減脂上少走彎路，告訴你是「為什麼而吃」、「為什麼而動」，有意識地培養好習慣，一步一步打造健康好體態！

# 先問自己：
# 為什麼想要改變體態？

在前一章，我分享了自己一開始錯誤的動機心態，立下了錯誤的目標方向，以及使用了並不適合我的飲食方式，開始一連串不斷失敗的減重過程。

很多人一開始接觸減肥、健身和健康飲食，都是直接從「如何執行」的方法開始，我也不例外，追逐著市面上五花八門的知識與方法論，深怕錯過什麼厲害的觀念和招式。

走到了現在，我發現所謂「減重‧健身‧健康」，和其他方面的領域一樣，必須先將最根本的原理學習好，掌握了基礎，才知道那些成果會出現的道理，才不容易被商人重新包裝的手法話術給矇騙。

## 確定了想改變的「動機」，才能有持續的「動力」

另外還有一點、也和做其他所有事情的道理一樣，你的「心態」才是最重要的。你的出發點是什麼？你心中的「why」是什麼呢？

每件事情要成功，你內心的「為什麼」和動機的力量，才是驅動你即便在過程中遭遇挫折與困難，還能夠不斷保持耐心前進，最後累積出成果的關鍵。

過去我總是減肥失敗的原因在於，**我的動機都來自於「外在」**。我只是想要滿足他人對我的期待，我期望別人能說出我想聽的話、我想要達成社會對於女生美麗、漂亮的定義與數字要求。

當有人覺得我瘦下來了、我會覺得開心，但如果這時有人覺得我「還

# 你嘗試改變的動機是什麼？

|  | 定義 | 特徵 | 如何分辨 |
|---|---|---|---|
| 外在動機 | ①出自社會和外在的期待。<br>②目的為改變他人的觀點。<br>③達成之後，不會從內而外感到富足與踏實。 | ①是直接的結果。<br>②他是必須和其他人展示的成就與目標，也就是你正活在他人的期待之下，如果別人並沒有說出你想要聽的話，那你追求的目標也沒有意義。<br>③達成後的快樂很短暫。<br>④認為別人有，我應該也要有。<br>＊很難發現自己不是真心想要這些目標。 | 問問自己——<br>①為什麼想要向其他人展示這個成就？<br>②這個目標是屬於你自己還是其他人的？<br>③這是發自內心想要的嗎？還是其實只是被環境給影響了？<br>④達成了之後，對自己的意義是什麼？<br><br>不斷地詢問自己內心的「為什麼」，找到內在動機，能幫你在學習與執行健康飲食、運動、增肌減脂改變體態的漫漫長路上更加順利！ |
| 內在動機 | ①能給予你真實的快樂。<br>②能讓你更接近理想的自己。<br>③符合你的人生價值觀。 | 是為了想讓自己變得更好，而非想要表現給其他人看。 | |

不夠瘦」，我就會想要追求那個人心目中所謂「瘦」的樣子，也想要聽到對方說：「哇！你變瘦了耶！這樣很好看喔！」

也許一開始促使我們有想要改變的決心的原因經常都是來自於外在，但最後我發現，自己無法滿足每一個人心目中對於「瘦」的認定和期望，達成了那些「數字」的快樂，都只有曇花一現，終日煩惱著數字是否會再上升、會不會被其他人說「你胖了」。總是在追求外在的認同感，不斷汲汲營營追求卻找不到意義，永遠也不會感到滿足，所以總是感到失敗與迷惘。

現在的我能夠改變，並且持之以恆慢慢進步的關鍵在於：**我是為了「自己」而做這件事的**。因為我想要不斷看見「升級版本」的自己：懂得擇食、讓我的身體有養分有精神與體力；規律健身鍛鍊，靠自己的努力打造喜歡的身形；不斷突破重量、看見外在與內在都變得更加強大的自己；提高身體素質，讓自己保持健康，才能擁有更好的體力與精神支持我工作、玩樂、追求理想的人生。而不斷變得更好的體態，或許是旁人所謂變瘦、有曲線等等，都是在執行這些行動所帶來的「附加價值」而已。

# 期待打造出
# 哪種體態和人生？

PEI'S TALK

確定了內在的動機之後，再來就必須開始擬定與自己期待相符合的目標了！了解目標是什麼，搭配正確觀念才能事半功倍。

## 愈細瘦愈好？還是結實有曲線？

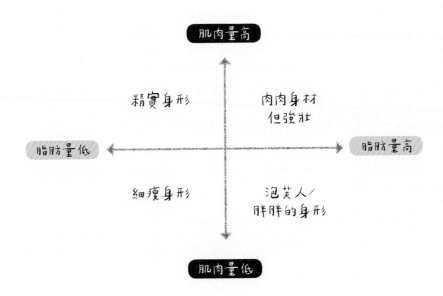

過去的我非常在意體重數字，以為數字愈低，就代表愈瘦愈美。然而開始健身之後，我發現了<u>同樣的體重數字，竟然可以有不同的體態，原因就在於肌肉與脂肪的比例。</u>

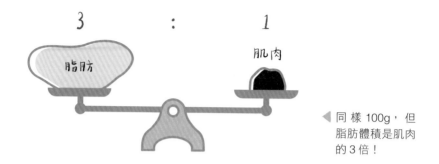

3 : 1

脂肪　　　　　肌肉

◀ 同樣 100g，但
脂肪體積是肌肉
的 3 倍！

　　明明是同樣重量的脂肪與肌肉，脂肪的體積卻是肌肉的三倍大！所以，如果一味專注在追求體重計上愈低愈好的數字（透過執行一般大眾所認知的節食、少吃減肥法），你可能會成為肌肉量少、體脂肪卻很高的「泡芙人」，雖然體重數字不高，但看起來卻是「肉肉的」；或是肌肉量與體脂肪都很低，看起來細瘦柔弱的身形。

## 在開始瘦身之前，你有符合健康標準嗎？

　　我遇過很多女孩，明明體重已經過輕了，還是認為自己太胖想要減重；或是明明體脂肪已經在 18% 以下了，仍然想要再變得更低。

　　他們遇到的問題，不外乎是以下四點——

（1）有數字的迷思，認為自己到達某一個數字才是成功、才是美、才會有自信跟快樂。

（2）認為自己的體態不好看，然而極有可能是因為肌肉量不足。

（3）沒有健康的基本認知和概念。

（4）不了解追求標準以下的狀態要付出許多生理與心理的代價，不一定美、不一定健康、即便追求到了也不一定會快樂。

　　心態的部分也許沒辦法一時之間就轉換，但你必須先依據可靠的健康機構來了解自己的健康體重、健康體脂的數值標準範圍。

## 影響體重計數字，絕對不是只有「少吃」和「多動」

　　體重本身包含了骨頭重量、脂肪重、肌肉重、食物重量和排泄物重量等等，特別是骨頭、脂肪和肌肉的重量，當組成比例不同時，就會有不同的體態。影響體重的因素其實也很多，每一天的體重數字會起伏也是很正常的，以下列出八個最主要的因素。

（1）量體重的時間點：空腹愈久，體重往往會愈輕。

（2）前一天最後進食的時間：消化時間愈短，量測出的體重愈重。

（3）前一天的進食選擇：吃太重鹹、重口味會讓我們水腫，除了使體態會浮腫，體重也會增加。另外，如果吃太多碳水化合物，會讓肌肉充滿較多水分，所以也會讓體重增加。

（4）前一天的總飲水量：太晚喝水也可能讓體重變重。

（5）前一天的食物分量：食物本身也有重量，不同分量自然就會造成體重的增減。

（6）起床後、量體重前，是否有排尿或排便。

（7）賀爾蒙影響：女生在月經來潮前，因為賀爾蒙的關係容易水腫而增加體重重量。

（8）是否穿著同樣的衣物來量測體重。

　　既然影響體重的因素如此多變，當然不能因為某一天的體重數字，就認定自己體態改變的成敗。一切都還是要看整體平均的趨勢，在執行改變體態目標的期間，盡量把所有會影響體重的變因減至最低，也能幫助自己更好地觀察進度。另外我也建議，只靠紀錄體重與飲食的數字是不夠的，

還要拍下自己的體態照，甚至是一併記錄下自己的心情與生活型態，因為壓力管理與睡眠生活作息也會影響。很多身形上的改變與進步，如果只看數字是看不出來的，一直執著在數字沒有變化、或是變化很小的話，可能會讓你感到氣餒，但那並不一定代表體態沒有在改變。進步的標準也不應該只放在數字是否有下降？當你的精神、體力、心情、生活作息和飲食內容有在逐漸變好，也是值得慶祝的「進步」。

## 體態變好的關鍵：不只減脂，更要增肌！

想要增加肌肉，必須搭配循序漸進的阻力（重量）訓練。女生練肌肉除了能更有線條和曲線之外，肌肉還能增加骨質密度、增加體能、矯正體態姿勢、避免受傷等等，有太多的好處。

除去想要讓體態變好的原因之外，盡可能最大化的保留、甚至增加肌肉量，其實對於「延長身體使用期限」這項重要的健康因素，也有非常大的影響！這個部分，在 Part4 會有更詳盡的說明。

# 想要減脂？
# 先改變飲食才是重點！

　　想要減少脂肪，有七成需要靠正確的飲食比例與分量，三成則靠規律健身運動和日常的活動量來達成。

　　很多人都聽說，減肥、減重或減脂，就是要「少吃多動」。但「少吃」具體到底應該吃多少？吃什麼？「多動」應該要動多少？怎麼動？

　　也有很多人運動了很久，身形都沒有什麼改變，脂肪仍然沒有減少，除了可能是目標導向錯誤的運動安排之外，最重要的問題，就是出在「飲食」。

## 沒有基本營養觀念，一定瘦不下來！

　　無論是增肌還是減脂，有 70% 成果都來自搭配正確的飲食，不理解本質，容易緣木求魚、導致你反覆減重卻沒有什麼效果。市面上有很多各式各樣的瘦身飲食，包含減重菜單、健康營養品、代餐、新陳代謝飲食、生酮、斷食、低醣……等，但這些飲食法本身，都包含了最基本的營養飲食「原理」。

　　大部分嘗試這些飲食法的人，第一時間都不理解原理是什麼，而這些五花八門的飲食法，就只會是曇花一現、短期有效的瘦身方法，也容易因為商人的促銷手法，一換再換不同的瘦身法，反覆減肥，最差的情況甚至會搞壞身體代謝，養成愈來愈難瘦下來的體質。

　　養成基本的健康飲食和擇食觀念，是每個人的責任。<u>很多人以為減肥</u>

就是「少吃就會瘦」，但我們不可能無止盡地追求愈吃愈少的公式，懷抱著多吃一點就覺得要變胖的恐懼，終日對食物感到焦慮與不自由。

我們可以不用像營養師那樣專業，但可以學習認識食物的熱量與營養、了解自己的身體大概需要多少熱量與營養，因應自身的生活模式來設計適合自己的飲食計畫，並且培養擇食的習慣。不用把所有的「垃圾食物」都戒除，不用害怕吃食物，與食物和健康做一輩子的好朋友。

沒有先建立起正確的飲食觀念，現今的社會飲食結構，其實會逐漸讓你養成易胖且不健康的體質。大家一定都認同，肥胖和「飲食習慣」很有關係，大環境的飲食結構，也成為危害健康的共犯之一，外食都以高碳水、高油脂、低蛋白和低纖維為主；手搖杯飲料的盛行、加工食品所導致的糖分上癮；方便但高熱量卻低營養的速食餐點等等。

但是，大部分的人一聽到「健康飲食」，印象幾乎是：痛苦、單調又無聊的「水煮餐」、沒有味道的食物、要備餐很忙、很麻煩、外食的健康餐點很貴等等，有這些痛苦麻煩刻板印象，又維持著選擇不健康的外食的結果，不難想像體態和健康狀況只會愈變愈差。


## 看懂「飲食金字塔」，聰明擇食

每個領域每件事情都有最基本的原則需要掌握，也會依據重要性來排列優先順序，如果想了解如何改變體態的健康飲食，我建議從「飲食金字塔」開始。這個金字塔能讓我們立刻了解在改變體態的飲食中需要關注的重點和順序，最底層代表的是影響增肌減脂程度最大的部分，而愈往上則重要度愈次之、影響力相對比較小。

別誤會了，飲食金字塔的每一層都很重要，但你必須先掌握「較重要」的部分，而且所有的飲食行為應該都要以追求健康、以及能夠成為你長期

的行為與生活模式為首要的目標，簡單來說，就是這個方法，你要能維持一輩子。

　　如果你的目標是改變體態，有 90% 的成果，都取決在有沒有掌握好金字塔的「前兩層」。

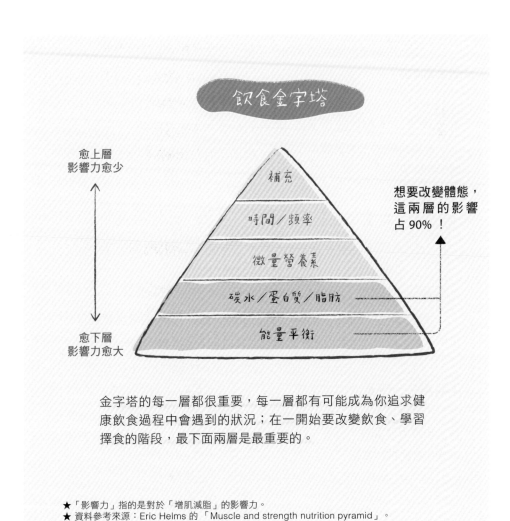

飲食金字塔

愈上層
影響力愈少

補充

時間／頻率

微量營養素

碳水／蛋白質／脂肪

能量平衡

愈下層
影響力愈大

想要改變體態，
這兩層的影響
占 90%！

　　金字塔的每一層都很重要，每一層都有可能成為你追求健康飲食過程中會遇到的狀況；在一開始要改變飲食、學習擇食的階段，最下面兩層是最重要的。

★「影響力」指的是對於「增肌減脂」的影響力。
★ 資料參考來源：Eric Helms 的「Muscle and strength nutrition pyramid」。

# 飲食金字塔分層說明

### 第一層　能量平衡

其實就是熱量的攝取與支出的平衡。也是掌握體重增減、控制體重的最主要原因。

### 第二層　碳水／蛋白質／脂肪

身體所需的三大營養素，碳水、蛋白質和脂肪的平衡和比例，會影響體態的組成。

### 第三層　微量營養素

充足而且豐富的微量營養素跟纖維，是提高整體健康素質的關鍵。

### 第四層　時間／頻率

用餐的時間跟頻率。對體態沒有直接的影響，但可能會影響到運動和生理表現，到了這一層的目標，是找到自己生活中用餐時間的平衡點。

### 第五層　補充

「營養補充品」，顧名思義就是用來額外補充的，可以攝取從食物中無法或不方便得到的營養，依照自己需要的來補充，不是必需品，當然也不是什麼仙丹妙藥。

## 只靠「減少熱量」減重，會愈來愈難瘦

體重增減的最主要因素，都在於長期「能量平衡」的趨勢，也就是飲食金字塔的第一層。

如果你吃進的食物熱量等於身體消耗的，那就是維持體重。而當平均吃的熱量高於身體所需要的（熱量盈餘），身體就會傾向合成，把多餘的熱量儲存起來，就會增加重量。相反的，如果攝取熱量低於身體所消耗（熱量赤字），身體就會傾向分解脂肪和肌肉，以提供身體能量，就能減重。

熱量赤字＝食物攝取量＜身體消耗量 → 減重
（身體能量不足，分解脂肪與肌肉來提供身體能量）

熱量持平＝食物攝取量＝身體消耗量 → 維持

熱量盈餘＝食物攝取量＞身體消耗量 → 增重
（傾向合成，把多餘的熱量儲存起來）

＊而因為能量平衡是長期平均下來的結果，所以就算一兩天吃太多，也不會馬上就增加脂肪，建議可以用每週平均熱量來追蹤。

## 你的身體，每天消耗的熱量有多少？

那麼，要如何知道身體所需熱量是多少呢？你可以把自己的身體想像成一台提款機，每個人會因為年齡、性別、身高、工作型態和活動量的不同，每天都有不同的存款金額。

這個「存款金額」的名稱是 TDEE（total daily energy expenditure），也就是「每日總消耗量」。簡單來說，每日總消耗能量（TDEE）＝「70%

BMR 基礎代謝＋ 20% 日常活動／運動＋ 10% 消化代謝」，就像下圖所表示的。

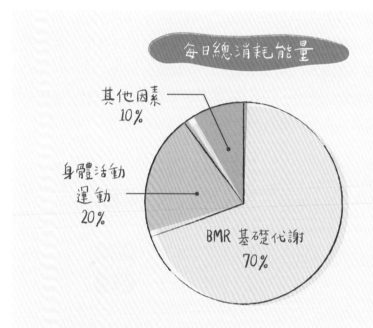

- 70% BMR 基礎代謝：「人類平躺一天所消耗的熱量」
  性別、年齡、體溫、環境、體重、肌肉量和其他生理因素，都會影響 BMR 的數值，占總熱量消耗的 **70%**。

- 20% 身體活動／運動
  例如健身、走路逛街、追狗、爬山……等，會運用到身體動作的活動，大約占總消耗能量的 20%。這部分也是決定你每一天熱量消耗的最大變動因素。**20%**。

- 10% 其他因素
  食物熱效應、消化食物、非運動型消耗、做家事和日常活動等等，也會消耗熱量大約 **10%**。
  \* 檢視食物攝取是最好控制熱量的方式，但是在日常生活中去創造活動度，也能幫助你控制熱量的平衡。

## 了解自己的每日熱量總消耗（TDEE）

網路上有許多計算 TDEE 的公式，可以先以計算出來的數字，作為一個起始的依據，再來一併紀錄**飲食、活動量、空腹體重**（每日起床如廁完，使用同一台機器、穿同樣的衣服量測），**看看每週「平均攝取熱量」與「平均體重增減趨勢」的關係，去推估自己的 TDEE。**

TDEE 有很多計算方式，熱量的攝取請當成參考，最重要的是傾聽自己身體的聲音，它會告訴你什麼時候該吃。

記住，這些數據只是讓你對自己目前身體的狀態有基本的認識，而不是用來約束、限制甚至綁架自己。如果你覺得自己不能被數字綁住，也可以著重在本書接下來的飲食觀念，培養更有意識地做出飲食選擇、食物比例和分量的習慣。

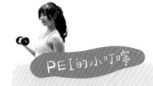

### PEI的小叮嚀

★推估 TDEE 時的體重量測，建議女生要避開經期的時間。

★每個人的 TDEE、每天都不一樣，所以建議要計算「平均數」。

★每個人的個體差異不同，公式的數字只能做為參考，而不是絕對，還是需要自己去實驗看看。

★TDEE 在不同時期，也會有所不同（例如活動量的增減）。

### 選擇適當的熱量範圍

| 減脂／肌 | = TDEE ＞ 攝取量 ＞ BMR |
| --- | --- |
| 維持 | = TDEE ＝ 攝取量 |
| 增肌／脂 | = TDEE ＜ 攝取量 |

## 熱量赤字愈大，減脂速度就愈快愈好？

對於想改變體態，減重或減脂的你來說，就算看了前面的這些目標和觀念，仍然會忍不住有這樣的想法：「吃愈少、動愈多、製造愈多的『熱量赤字』，是不是就可以減得愈快？」

建議你，在飲食方面，依然要吃到你的基礎代謝，因為那是維持身體器官運作所需的最基本熱量！而熱量攝取的調整，也不建議一下減少太多，或是吃少於 TDEE 太久。

按照前面的說法，如果想要減重，就要攝取「少於」TDEE 的熱量。但我們的身體是一台很聰明的機器，如果你靠著「減少熱量」來減重，過一陣子之後，身體就會認為：你不需要這麼多的能量去運作。

為了保護你可以繼續生存，身體就會節省能源，以便適應你每天提供的熱量，身體也會自然地減少活動，尤其是最耗能的肌肉，也會逐漸減少，讓代謝逐漸下降，這就是每個人減肥一陣子都會遇到的停滯期，是身體自然的「代謝適應」現象。

有些人甚至可能導致賀爾蒙失調、停經，甚至因為劇烈的熱量赤字累積，到最後而出現「代謝補償」的暴食症狀。所以仍然會建議，想減脂的話，要以緩和而漸進的方式，降低反彈的機率。

為什麼我要一直強調，減重一定要加入重量訓練做為基本的運動項目？因為在減肥中，除了分解脂肪，肌肉也一定會跟著分解，所以為了保留最大的肌肉量、或是同時增肌減脂，盡量保持甚至提高代謝，都需要做重量訓練，確保肌肉知道：你還需要使用到它。

想要增肌減脂，並不一定需要吃熱量赤字，你可以吃 TDEE 維持體重，但是搭配足夠強度、有系統安排的重量訓練，依然能夠逐漸增肌減脂，改善體態喔。

## 判斷自己的減重進度，絕對不是看「體重減多少」

　　我在 IG 收到不少粉絲訊息，是想知道自己的「進度」該如何調整：「一個月只瘦了 2.5 公斤、體脂只降了 2%……是不是我要吃得更少？增加運動量？」「我朋友跟我吃得差不多，運動量也差不多，但是他一個月就狂瘦 6 公斤、體脂狂降 5% 耶 >"< ～！」

　　我想要再強調一次，每個人的身體對於飲食和運動的反饋並不相同，就算計算出了自己的 TDEE、並按照我前面所說的進行減脂增肌的飲食改變，身體變化的進度，並不會人人都相同喔！

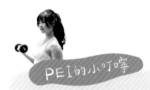

PEI的小叮嚀

　　對於某些人，例如健身新手來説，因為增肌減脂同時在進行，而肌肉又比脂肪還要重的關係，所以體重的變化，並不一定是體態進步唯一的指標喔！

　　衣服的鬆緊程度、體態變化的對比照片、身體圍度等等，也是必須同時作為是否進步的依據，否則你將會陷入數字的迷思中，沒有察覺自己其實有在進步、感到氣餒然後放棄，這會非常可惜。

# 所有的減重飲食，
# 都是創造「熱量赤字」

　　另外一個值得討論的話題是減重飲食法。現在市面上有各種五花八門的減重方法，**其實根本上還是離不開熱量平衡的原則，那些方法只是能夠更好的製造熱量缺口，也就是熱量赤字。**

　　例如生酮飲食、低碳飲食、低脂飲食等等，都是透過「限制食物種類」來達成「熱量赤字」，而間歇斷食是透過「限制進食時間」，直覺飲食、正念飲食是透過「限制暴飲暴食與過度進食的渴望」，計算熱量、飲食計畫則是透過「限制食物的分量」。任何一種方法，只要是身體可以負擔、對自身健康沒有危害，都可以嘗試看看，但適合別人的，不一定會適合你。

　　如果你沒那麼喜歡吃大量的肉和油，常常需要外食、很難挑選食物的話，那你可能就不適合生酮飲食。而間歇性斷食也是，如果斷食時間沒有辦法符合你的生活習慣、餓肚子會讓你受不了，還有斷食也可能因為一口氣要吃很多食物而讓你不舒服、甚至是養成暴食的習慣，那斷食可能也不適合你；如果你會因為被數字約束與限制而抓狂，那計算熱量可能就不適合你。

**懂得基本原理，你也可以輕鬆打造「熱量赤字」**

　　如前面所說，想要達成熱量赤字的方式有很多種，最推薦能符合大多數人的生活習慣的飲食方式，還是彈性靈活飲食。

　　你不一定需要很死板地只能遵守某一種飲食方式才能瘦身，可以用自己喜歡、並且不那麼痛苦的就能達到熱量赤字的方法，慢慢的執行。以下舉出幾個打造熱量赤字的項目，建議可以試著從一、兩項做得到的開始看看——

（1）**替換食材**：例如把習慣喝的手搖飲料改成無糖茶飲、將拿鐵換成黑咖啡，或是將拿鐵中的牛奶換成低脂牛奶或無糖杏仁奶，把白米飯改成白花椰米等等。

或者是，挑選糖分與單位熱量較低的水果，例如：西瓜、莓果、奇異果等等，但水果畢竟糖分較高，無論換成哪一種水果，記得酌量就好。

（2）**改變習慣**：從本來三餐都外食，慢慢從自備自煮一餐，到自備三餐。

（3）**有意識擇食**：認識食物的熱量與營養，挑選熱量密度低飽足感高的食材（原型食物為主）。

（4）**控制血糖**：避免高升糖食物，多選擇較低 GI 的食物；在飲食中提高蛋白質與蔬菜比例，搭配適量好油來延長飽足感。（但仍然要注意蔬菜的油量，尤其是外食）

（5）**正念飲食**：專心吃飯、不要邊吃邊看手機和電腦；聆聽身體的聲音，吃到覺得「舒適的飽」就停止……等。

＊ 以上的範例，並非步驟式喔～，可以挑選其中幾項自己做得到、覺得不勉強的項目來做。

當然，如果你覺得改變飲食很麻煩、不喜歡，也可以維持原本的飲食，或是只是稍微減少一些熱量，並且增加重訓的天數、運動量或是日常中的活動度（例如，吃完午餐和晚餐後不要一直坐著，起來走動半小時），利用**增加消耗**量的方式來達成熱量赤字。

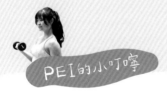

PEI的小叮嚀

通常運動消耗的熱量只占了二～三成，有七～八成的努力，仍然必須要靠飲食！雖然你可以只靠飲食減脂，但還是會建議要搭配健身來增加肌肉量與代謝，較容易突破停滯、減脂後有好看的線條，也有益健康！

# 掌握自己需要的三大營養素比例

## 無論增肌或減脂，一定要聰明擇食

食物中有各式各樣的營養素，而我們身體的主要熱量來源，是食物中的三大營養素，包含碳水化合物（醣類）、脂肪和蛋白質。

**醣類**
1g = 4kcal

一公克的醣類會產生 4 大卡的熱量。
是身體運作的主要能量來源，提供纖維促進腸胃蠕動，避免蛋白質耗損，幫助維持／增長肌肉。

**蛋白質**
1g = 4kcal

一公克的蛋白質也是產生 4 大卡的熱量。
是肌肉與細胞主要的「建材」，能提升免疫能力，參與生化反應調節身體機能，也是構成酵素、荷爾蒙和抗體的元素，幫助合成神經傳導物質。

**脂肪**
1g = 9kcal

一公克的脂肪則會產生 9 大卡的熱量。
負責保護內臟器官、維持體溫、掌管腦部神經連結還有賀爾蒙的運作，幫助維他命吸收、並延長飽足感。

酒精也有熱量，每克的酒精可以提供 7 大卡熱量；至於微量營養素中的維生素、礦物質、纖維和水雖然不提供我們身體熱量，但也是不可或缺的營養，下個部分會講解到。

在得到個人的 TDEE 後，可以透過上面所說三大營養素產生熱量的數值，來分配三大營養素的攝取量。

（1）首先，要注意蛋白質的補充

　　一般成人建議的蛋白質至少需攝取約為「自己的體重（公斤）×1～1.2公克」，依據活動量程度的不同，所需要的蛋白質量也不同。

　　通常有在健身、活動量愈大、減脂中熱量不足、或是懷孕等特殊狀況，會需要較多的蛋白質，範圍約在「每公斤體重×1.5～2.2公克」的蛋白質之間。

　　掌握了蛋白質基本攝取量之後，脂肪與碳水化合物的比例其實並沒有太嚴苛的要求，只要注意脂肪至少需要占總熱量的 10~25%，不要低於身體的基本需求就可以了。

　　依據每個人的體質不同，所需要的每日蛋白質克數，以及脂肪和碳水需求，其實並沒有絕對明確的答案，最重要的是仔細聆聽自己的身體狀況、以最後是否增肌或減脂、影響運動表現與心情等效益，嘗試推導出結果，再做出調整。

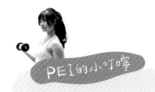

PEI的小叮嚀

★ 蛋白質攝取量不是愈高愈好喔！因為蛋白質不是身體主要的能量來源，如果蛋白質吃太多，就要調降碳水與脂肪的比例，否則也會轉化成多餘的能量儲存成脂肪。

★ 每餐蛋白質需求＝「總蛋白質需求 ÷ 一天餐數」。
例如，當你得出自己一日所需要的蛋白質，大約為 80g，如果一天要吃四餐，就可以平均分配為一餐有 20g 的蛋白質。

★ 營養素的公克數並不是食物重量，而是含量。例如，一顆雞蛋含有 6～8 克的蛋白質，以及 4 克的脂肪等。

★ 蛋白質是由許多不同種類的胺基酸所形成，除了量的多寡外，還要考慮蛋白質的品質。
攝取來源可以以「完全蛋白質」為主，例如動物性蛋白質或黃豆製品，較容易被人體吸收利用，也可以透過均衡攝取不同種類的蛋白質，來補足各自缺乏的必需胺基酸。

★ 想補充蛋白質，並不代表要吃很多肉或蛋，植物性蛋白質也是很好的來源，且有不含膽固醇、含抗氧化劑、含有纖維等等的好處！我的食譜書內就提供了很多不光只有肉的蔬食蛋白質健身餐選擇！

（2）以「減脂」來說，建議脂肪占總體熱量的 20%~25%

脂肪在身體扮演著很重要的角色，所以減肥不能完全不吃油！

計算範例

體重 52 公斤，TDEE 1700 大卡，減脂的 TDEE 設定為 1600 大卡

依照前面的算式，如果設定為「體重×2g」的蛋白質，也就是 104g 的蛋白質；而脂肪需要至少佔 1600 大卡的 20 ～ 25%，也就是至少需 320 ～ 400 大卡的熱量是來自脂肪的。

1g 的脂肪是 9 大卡，因此至少需要攝取 35.5g ～ 44g 的脂肪。剩下的熱量來源，就留給碳水吧！也就是大約攝取 184 ～ 196g 的碳水，最好盡量選擇五穀根莖、蔬菜水果、豆類等**原型食物**來源。

TDEE 與營養素的計算，是一個可以做為「開始」的依據，然而還是要觀察並聆聽身體的需要做出調整，也不需要執著在每一天的熱量和營養都一定要達標！你不會因為偶爾幾天爆卡，就馬上變成大胖子，更不會因

為有幾天的蛋白質沒有吃到達標，就肌肉掉光光，一切都是看長期的累積！只要能夠保持大原則即可喔。

這項建議的設定是以彈性靈活飲食為原則，低碳和生酮並不在此討論範圍之中。我會建議想改變飲食的人，可以先練習這樣的靈活飲食法，只要稍微改變原來的飲食結構，搭配良好規律的訓練安排，就可以看見很棒的成果了！而且這樣也比較符合長期的飲食生活模式，在執行上不會有太多限制。

之後可以依據個人需求斟酌，是否要嘗試低碳及生酮飲食，再去研究相關的飲食方式。

## 減重、減脂時，別怕醣類和脂肪！

很多人會採取完全不吃澱粉、不吃油的方式來減重。的確，採用這種「不吃某種食物」的方法，會因為減少了熱量而瘦下來，然而就如同前面的表格說明的，每種營養素都有它的價值與存在的必要性。

**我們可以減少攝取，而非完全不攝取**。也應該要特別注意攝取這些營養素的來源與種類是什麼，多多選擇五穀根莖類的粗澱粉與蔬菜，多選擇幫助身體消炎的 Omega3，以及降低膽固醇的 Omega9 等（且未氧化的）好油，避免攝取過多精緻的碳水化合物以及壞油，才是有益健康、能幫助你打造出不易發炎的易瘦體質。

我仍然會建議大家可以帶著「好奇心」的探索心態，去學習各種食物中所含的營養比例與熱量含量！很多時候，我們會吃進分量不多、但實際上熱量密度很高的食物，或是熱量密度不高，但是總體分量卻吃得太多，如果你的目標在於減脂，就必須要好好了解這些食物！

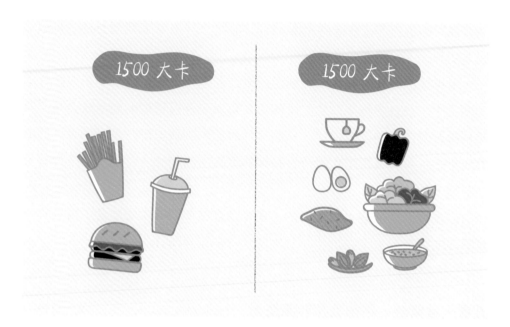

1500 大卡　　　　1500 大卡

▲ 同樣都是 1500 大卡，你可以選擇更飽足、更有營養的一餐。

　　同樣的熱量，一份只能讓你飽一下子、只有油脂與糖的飲料，以及可以讓你飽很久，還有豐富營養的一餐，在有預算的熱量扣打下，哪一種是「較聰明」的選擇呢？與其告訴你吃原型食物為主，避免喝有糖飲料、吃垃圾食物，不如以同樣的熱量、換成飲食內容來思考看看。

　　不過還是要注意，即便是健康的食物，例如堅果，分量若沒有注意的話，也是容易攝取過多熱量喔！

　　接下來，我會分享自己從 2018 年 5 月開始到現在，一共五個階段的增肌減脂歷程；在下一章 Part3，則是我的 54 道健身食譜，每一道料理的營養素，是用「myfitnesspal」這個 APP 計算出來，大家也可以上衛生署的「食品營養成分資料庫」網站（https://consumer.fda.gov.tw/Food/TFND. aspx?nodeID=178），更進一步瞭解每一個食材的營養成分。

計算這些熱量、蛋白質、脂肪含量等等，並不是要你成為「熱量精算師」，而是知道哪些食物有哪些營養素含量，幫助自己做出擇食的正確選擇。

## 打造能長期執行減脂飲食的心態

### ★ 排斥性心態

排除食物的心態。舉例：「因為我在減肥，所以不可以吃炸雞、薯條、可樂、比薩、冰淇淋、手搖飲料……」。

### ★ 包容性心態

包容食物的心態。舉例：「我想要在有限的熱量額度中，讓身體有足夠的營養，可以更有精神力氣、健康的生活！所以我選擇營養成分較高、對身體負擔較低的食物。」

有意識的選擇營養較多的食物，而非禁止自己吃某些食物；確保自己「吃健康的」飲食，而非「不吃不健康的」飲食，好的平衡永遠是最重要的。

# 不同食材中，有不同的營養素比例

鷹嘴豆、藜麥、優格、
天貝、澱粉類的豆。
* 澱粉類的豆，紅豆、綠
  豆、花豆、皇帝豆、豌
  豆仁（青豆仁）。

## 醣類

米飯、麵包、穀片、麥片、燕麥、
地瓜、芋頭、南瓜、馬鈴薯、全穀
物、水果、蔬菜、青菜類的豆。
* 青菜類的豆，四季豆（敏豆莢）、豌豆
  莢、長豇豆（莢）、綠豆芽、黃豆芽等。

蛋白質
+醣類

## 蛋白質

雞胸肉、蛋白、蛋白
粉、水煮鮪魚片。

蛋白質
+脂肪

## 脂肪

堅果、橄欖油、酪梨
油、沙拉醬、奶油。

牛排、雞蛋、起司、鮭魚、雞腿、
蛋白質類的豆。
* 蛋白質類的豆，如黃豆、黑豆、毛豆、
  黃豆製品（如豆腐、豆干、豆漿）等。

## 吃多元食物，掌握長期的健康

　　一說到健身餐或減脂餐，大家的第一印象，應該不外乎都是非常無聊的水煮餐、雞胸肉、花椰菜、地瓜，似乎一定要吃得很「乾淨」才會有效果。

### 這兩種便當，都是健身餐

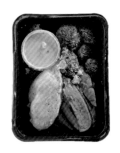

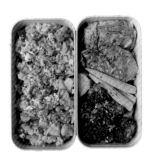

✅ 簡單好準備（全部水煮、清蒸）。
✅ 容易精準計算熱量。
✅ 適合短期達成目標。
❌ 容易缺乏多元的營養素。
❌ 無法長期維持下去。

✅ 一餐就能攝取豐富多元的營養素。
✅ 自己喜歡、感覺滿足的食物。
✅ 可以一輩子都這樣吃的飲食法。
❌ 備餐「感覺上」比較麻煩一點。
❌ 比較難精準掌控熱量。

　　沒有錯，也許簡單的水煮餐因為很好控制熱量與營養素，所以短期內可以較快達到你想要的體態目標，然而，這就跟許多時下流行的飲食法一樣，如果不能讓你得到滿足、無法融入生活、無法長期執行，就會很容易因為過度限制飲食，或是達成目標之後恢復落差太大的飲食，體重再度反彈，你就得再度用之前的方法節食，讓每次減肥成為痛苦的輪迴。

而長期吃很「乾淨」的餐點（水煮等），容易缺乏多元的營養，也不一定有益健康。使用極端的飲食法來達成需要的熱量和營養素，短期內也許可以達成目標，然而長期下來會缺乏身體必要的營養，也無法成為可以融入日常生活方式的飲食。

而我們只需要一點點微量營養素，就會對整體健康、運動表現、飢餓程度、心理健康和增肌減脂成效等，造成很大的影響。有些人會說自己很餓、很累睡不著、或是容易想要暴飲暴食等等，也許就是飲食中缺乏某些營養，身體所發出的警訊。

缺乏微量營養素除了會對健康有影響，也會影響運動表現還有減脂成效，如果飲食多元化，就能攝取到足夠的微量營養。特別是在減脂的時候，因為食物種類和分量有所限制的關係，所以就特別容易缺乏多元的營養素，也許會需要營養補充品來方便補充飲食中會缺乏的營養。

特定的飲食族群，例如素食者，會比較容易缺乏維生素 B12，也可以請專業人士評估是否需要另外使用補充品，但要記得，「補充品」顧名思義是用來補充，而不是取代多元良好的飲食。


## 便當色彩愈豐富，營養就愈多元！

有些蔬菜內的脂溶性維生素 ADEK，例如紅蘿蔔、花椰菜等等，是需要搭配油脂一起吃，吸收效果才會比較好的。

許多食物若經過長時間與高溫烹煮，微量營養素也容易流失！所以食材若能降低烹飪溫度、縮短烹飪時間，可以保存更多微量營養素。不過，我認為也不用太過執著要保存食材的營養素，導致最後因為不方便、不好吃或不喜歡便無法長久執行。

除此之外，烹調油品盡量選擇非精製的好油，也要注意各種油品的冒煙點，依據不同的油品選擇合適的烹飪方式，否則容易讓油脂氧化、釋出自由基，長期下來便會對身體產生不良影響。

　　以穩定性高的單元不飽和脂肪酸 Omega9 為主的油品，像是初榨橄欖油、初榨酪梨油、初榨苦茶油，較耐高溫適合做為烹飪用油。

　　日常飲食中，也應該多多補充抗發炎的必須脂肪酸 Omega3，可以從像是核桃、紫蘇油、魚油、海藻等食材中取得，來平衡太容易攝取過多、促進身體發炎機制的必須脂肪酸 Omega6。關於油品有許多重要的學問知識，卻鮮少被重視，鼓勵大家有興趣可以多多搜集相關的資訊。

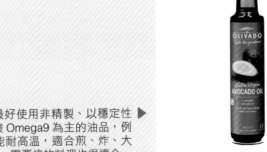

烹飪時所使用的油，最好使用非精製、以穩定性 ▶
高的單元不飽和脂肪酸 Omega9 為主的油品，例
如初榨酪梨油，比較能耐高溫，適合煎、炸、大
火炒等基本的料理手法，需要烤的料理也很適合。

# 料理該用什麼油？可以加熱到多熱？

## 發煙點

油在這個溫度時，成分會出現變化，開始變質、冒煙、裂解，會產生各種有害健康的物質和致癌物。

⚠ 但是！冒煙點並非愈高愈好，好油的關鍵是好的「脂肪酸」

冷壓初榨椰子油
芝麻油
奶油　　　　　　　　　　　　　酪梨油

177 ℃　　　　　　　　　　220–255℃

50°　　　　　　　　　　　　　　　　　　300°

107 ℃　　160 ℃　　　　190~250 ℃

亞麻仁油　大豆油　　橄欖油　　精煉椰子油
紫蘇油　　玉米油　　無水奶油　玄米油
葵花油　　花生油　　苦茶油　　葡萄籽油
菜籽(芥花)油　胡桃油
紅花油　　芝麻油

| 涼拌 49 ℃ | 水炒 100 ℃ | 中火炒 163 ℃ | 煎/炸/大火炒< 120-190 | 烤 200℃ |

*油品冒煙點會因初榨/精煉/半精練/不同廠牌，製程不同而有所差異！以上僅供參考

## 什麼是「好油」？

| | 油的種類 | 常見食品 |
|---|---|---|
| ❌ 絕對不能吃的壞油 | ・氫化油反式脂肪（人造奶油／植物酥油／氫化棕櫚油／千年油鍋地溝油）<br>・棉花籽油 | 某些乳清／糕餅類／薯條／烤麵包／餅乾／蘇打餅／爆米花／油條／鹹酥雞／臭豆腐／炸排骨／洋芋片／冰淇淋／巧克力 |
| ➖ 最好少吃的壞油 | ・氫化油<br>・動物性油脂<br>・化學溶劑萃取的油<br>・精製植物油 | 超過冒煙點的氫化油／一半市售肉類的油／市售大豆油、玉米油、調和與精製油品 |

未汙染的有機無毒肉可以吃一些（算是好油）

| | 油的種類 | 常見食品 |
|---|---|---|
| ✅ 可以吃的好油 | ・未精製的初榨植物油<br>・Omega6 為主的油<br>（常見，過多容易導致發炎，不用特別補充） | ・初榨椰子油<br>・Omega9：初榨酪梨油／橄欖油／苦茶油／堅果（低溫烘焙）<br>＊較穩定，適合當料理用油 |
| ✅ 人體必須額外補充的好油 | ・Omega3 為主的油<br>（不常見，有助抗發炎，要特別補充） | ・Omega3 為主的油：奇亞籽／紫蘇油／亞麻仁籽油／核桃／魚油（未汙染）／海藻<br>＊不穩定、不耐高溫，須注意保存，最好涼拌生吃 |

# PEI 的「增肌減脂」運動飲食這樣吃

PEI'S TALK

### 運動完可以用餐嗎？晚上真的不能吃澱粉嗎？

關於增肌減脂時的飲食時間和頻率，很多人會認為運動完吃東西會變胖、晚餐吃澱粉會變胖，或是運動完一小時內一定要補充蛋白質。然而，這些都必須先回到前面所說的原理，**一般人其實並不需要強迫自己遵守過於嚴謹的用餐時間和頻率規則。**

假如你整天有達成熱量赤字，那麼晚餐吃澱粉或是吃宵夜也不會變胖。很多人以為運動完吃東西會胖，但其實，運動完之後，補充對的營養才能有效修補身體。

而且在訓練時，肌肉會用掉很多能量，光補充蛋白質是不夠的，也需要一些容易吸收的醣類，才能刺激胰島素分泌，讓肌肉細胞吸收有效的養分。所以建議在運動完後，最好能吃一份均衡的餐點（並非垃圾食物喔），是最能幫助增肌減脂的！蛋白質的攝取，也應該建立在「一日」的攝取量是否足夠，而非只看運動後一定要補充到多少的蛋白質。

### 增肌、減脂時的飲食大方向

〈減脂〉首先要確保能創造熱量赤字，再來是確保攝取足夠的一日蛋白質量，基本上用餐的時間與頻率，可以依照個人的生活作息和喜好去調整。飲食內容最好是自己能喜歡、能感到滿足的為主。

〈增肌〉因為要創造熱量盈餘，為了不要一次塞下大量的食物而太飽，可以多次用餐，以及確定每一餐都有平均的蛋白質。

〈補充品〉補充品之所以叫做補充品，就是指「當有需要的時候，再補充」即可。以品質好、性價比高為原則。

補充品不是必須的，只要平日注重多元均衡的飲食，保持好的作息與舒壓，確保每天都有曬到一小段時間的陽光。補充品應該視個人需求以及尋求專業人士建議而補充，並不能夠取代我們主要的飲食。很多市面上五花八門的減肥工具，也都只能算是補充品，除了價格不便宜，也很難長期吃一輩子，最重要的還是要回歸到我們平時的飲食型態。

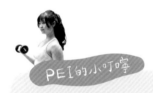

PEI的小叮嚀

★ 用餐時間如果接近睡覺時間，有可能會影響腸胃健康和睡眠品質。

★ 雖然說減脂的重點在於製造熱量赤字，但若仗著這點，只重視熱量，不重視食物本身的質量（例如精緻加工食品、重口味垃圾食物），可能會因破壞賀爾蒙的平衡，而影響增肌減脂的成效。

★ 常常有粉絲傳訊問：「需要吃高蛋白乳清嗎？」
答案是「不一定需要」。高蛋白乳清只是一個方便補充蛋白質的工具，只在你從飲食中無法攝取足夠蛋白質才需要。所以也不一定只限於有在健身的人才能喝，一般人若無法從飲食中攝取足夠蛋白質，也可以喝。不過，蛋白質並不是愈多愈好，補充過量的蛋白質，並不會幫助增肌、甚至有可能成為身體多餘的熱量喔！

# 打造能「開心吃一輩子」的飲食習慣

PEI'S TALK

　　什麼是最好的飲食法？其實就是掌握好基本的飲食法則，撤除會導致你生病發炎及過敏的飲食，只要是你喜歡的、能夠長期融入自己生活模式的，對你來說，就是最好的飲食法！如果你用了某種飲食法，但是限制較多、你得在飲食上多花心思（找能吃的食物、能吃的時間等等）；或是讓自己忍耐得非常痛苦，以為只是一開始不習慣，但是一個月、兩個月過去了，你還是覺得自己在「忍耐」。最終，我們都必須建立一個能夠長久執行的健康飲食習慣，而非執著在執行的細節。

　　我以自己的親身經歷，建議大家要保持靈活的彈性飲食，因為這真的是最符合每一個人能夠長久執行的方式。

　　過去，我曾經執行過各種「嚴格限制型飲食」，例如，代餐營養食品減肥法、不吃澱粉減肥法……等等，雖然短期內都讓我看見了很好的效果，但由於各種的飲食上的限制，讓我感到痛苦、被約束的不自由，終究無法長期融入生活執行，反而會想把被限制的食物，通通大吃回來，也因而不斷陷入復胖的惡性循環。

　　但是！對於某些人來說，也許「嚴格限制型飲食」是無妨的！以下我列舉了各種常見飲食法的分析與利弊，讓你了解自己目前的狀態和心態，是處於哪一種，思考一下什麼是適合你的。

\你適合哪一種？/

# 靈活飲食 V.S 限制飲食

| | 靈活彈性飲食 | 嚴格限制型飲食 |
|---|---|---|
| 計算熱量 | 熱量數字和營養素會有一個變動的範圍。不會以單天來看，而是拉長時間、以平均來看。 | 一定要吃到某個特定的熱量數字和一定分量的營養素。 |
| 聚餐 | 和朋友聚餐會有意識地挑選食物、或視情況讓自己吃的分量減少一些（例如與其吃一整塊蛋糕，不如跟朋友分一半） | 拒絕外食、聚餐、一切無法掌握熱量的食物。或是就算和朋友聚餐，也要帶自己已經算好熱量的便當或食物。 |
| 食物內容 | 不特別限制飲食內容。80% 原型食物，20% 讓自己開心享受的食物 | 覺得自己只能吃水煮餐、地瓜、花椰菜和雞胸肉。完全拒絕任何感覺會毀掉減脂計畫的食物（如：巧克力、飲料、蛋糕、薯條……等等）。 |
| 調配營養比例 | 知道自己吃了這塊蛋糕之後，下一餐的食物分量就可以減少或是不吃澱粉，以蛋白質和蔬菜為主。 | 堅持每一餐必須限定攝取的熱量值跟營養素。 |
| 優點 | ①簡單好執行，符合大部分人生活模式。<br>②較能夠長期執行。<br>③不會限制食物種類。<br>④感覺較自由。<br>⑤較能夠依據個體差異去滿足需要的營養。 | ①飲食的內容都在掌控之內，對於在短期內想要達成目標的人效果更好。<br>②只需要遵從飲食規則，不需要動腦思考、測試了解自己身體究竟需要多少熱量與營養。<br>* 這是優點，但也是缺點。 |

| | 靈活彈性飲食 | 嚴格限制型飲食 |
|---|---|---|
| 缺點 | ①可能變得只重視熱量而不重視食物本身的營養。例如你可以都吃垃圾食物來變瘦（只要達成熱量赤字），但長久來説對身體並不健康。<br>②執行者仍然需要知道自身所需的熱量跟營養！（須透過學習跟實踐測試）<br>③還是需要有意識地追蹤自己吃了什麼、吃了多少。有可能無意識地吃了很多零食或是過度進食卻不自知。可以使用 APP 記錄追蹤，但這也可能會讓某些人和食物養成不健康的關係。<br>④飲食方法很靈活，所以對於食物較沒有控制力的人，進度可能會較為緩慢。 | ①較難長久執行。<br>②容易和食物培養成不健康的關係。<br>③執行一段時間因為充滿限制可能會引發暴食或是心靈的不快樂。<br>④影響社交關係。<br>⑤容易養成非黑即白的心態。一吃到「禁忌」食物就會覺得自己毀了一切，放棄算了。<br>④不一定是吃自己真心喜歡的食物，而是被逼迫的。 |
| 適合的人 | ①一般大眾。<br>②想要長期融入生活執行。<br>③不能夠、討厭被數字和規則約束、受限。 | ①比賽選手。<br>②有急迫需要瘦下來的目的。<br>③自我控制能力較差，需要被約束來達成目標。 |

# PEI 的 增肌減脂實作 5 階段

PEI'S TALK

在前面的內容，我提到了在開始任何飲食計劃之前，都應該要先了解自己的目標是什麼，以及哪一種方法可以持續的進行下去。僅作參考，沒有一種規則方法適用於每一個人，但你可以從我的經驗中學習與反思，希望大家都能在打造自己理想體態的路上少跌幾跤。

### 〈階段 1〉2018 年 4 月開始增肌減脂，吃了三個月幾乎相同的菜色

2018 年 4 月，我開始執行增肌減脂。如旁邊的初始數據中所寫的，體重 56.3 公斤，體脂率 33.1%，BMI 值 24.4，TDEE 為 1629。這時候，我還沒有 TDEE 和營養概念，於是就先照著教練提供給的飲食菜單，不需要思考地照著執行，搭配健身，在 2018 年 5 到 8 月中，吃了三個月幾乎相同的菜色。除此之外，我還做了以下三件事：

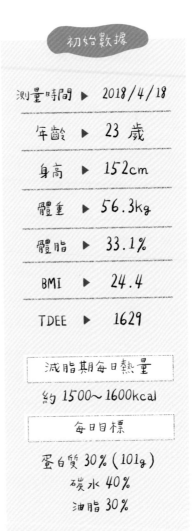

初始數據

| | |
|---|---|
| 測量時間 ▶ | 2018/4/18 |
| 年齡 ▶ | 23 歲 |
| 身高 ▶ | 152cm |
| 體重 ▶ | 56.3kg |
| 體脂 ▶ | 33.1% |
| BMI ▶ | 24.4 |
| TDEE ▶ | 1629 |

減脂期每日熱量
約 1500～1600kcal

每日目標
蛋白質 30%（101g）
碳水 40%
油脂 30%

（1）固定差不多的飲食內容，80% 自己帶便當、20% 外食和拿鐵點心。

（2）一週重量訓練 3 天，有氧運動 = 0。

（3）每天觀測體重數據，追蹤趨勢是否持續往下。

為了把變因降到最低，讓進度比較好觀測，我每天都吃差不多的飲食內容，並連續吃了三個月；同時維持一週 3 天，每次約 1 至 1.5 小時的重量訓練。

我的減脂期飲食的基本原則是這樣的：要吃得飽、要吃自己喜歡的食物、方便取得的食物、要留熱量扣打給自己喜歡的點心。

至於事先規劃好飲食內容，有以下幾個非常棒的好處：

（1）不需要每天思考要吃什麼、不能吃什麼，消耗意志力。

（2）可以更有意識地掌控自己的飲食內容。

（3）就算有聚餐，也可以做好事前的飲食規劃。

（4）把喜歡的食物都事先適量的安排進每一天的飲食中，讓自己有滿足感、不壓抑。

我會外食、也會自己煮；一開始三餐都是吃外食，但後來發現外食在相同熱量下很難吃得飽，而且營養素也沒有那麼理想，通常都是碳水與油脂比例高，但是蛋白質比例很少。後來，我為了讓自己可以吃得更營養、更飽足，也能更好掌握熱量，就開始自己帶便當。

也因為午晚餐便當的食物內容都差不多，所以我有時會趁著週末一次準備好一週的便當，前三天的便當放冷藏，其他兩天的便當會放冷凍保存。**先備好餐的好處就是週間有更多彈性的時間，下班可以運動或是安排其他的規劃。**

但一次要準備一週的便當其實並不輕鬆，所以我也會週末先準備 2~3 天的便當，週間再找一天準備其他天的便當。在後面的食譜，有一個單元是「一次做好六個便當」，各位可以參考其中備料、烹飪的過程，其實並

## 當時執行的飲食菜單參考

**早餐**

| A | 自己煮 | 土司一片＋水煮蛋＋低脂起司一片（水果可吃小番茄） |
|---|---|---|
| B | 超商 | 豬肉蛋堡／鮪魚飯糰／地瓜＋無糖豆漿 |
| C | 速食店 | 火腿歐姆蛋堡／蕃茄吉士蛋堡 |
| D | 早餐店 | 起司蛋生菜土司（美乃滋換成番茄醬） |
| E | 月經來時 | 40g 紅豆 +20g 龍眼肉煮成的紅豆湯＋兩顆雞蛋 |

**午餐**

| A | 自己煮 | 生米 60g ＋雞胸肉或鯛魚片 200g，蔬菜隨意。 |
|---|---|---|
| B | 外食 | 健康便當（飯吃一半）／火鍋選擇雞肉或<br>魚肉、昆布湯底、白飯半碗。 |

**晚餐**

| A | 美式三明治 | 香烤雞肉／任選麵包／甜蔥醬或蜂蜜芥末或紅酒醋醬。 |
|---|---|---|
| B | 便利商店 | 豬肉蛋堡 + 無糖黑豆漿。 |
| C | 自己煮 | 生米 60g ＋雞胸肉或鯛魚片 200g，蔬菜隨意。 |
| D | 外食 | 自助餐，滷雞腿去皮或蒸煮白魚肉或白斬雞，不油青菜，<br>白飯半碗。 |
| E | 速食店 | 蜜汁烤雞堡／吉士漢堡／熱狗堡或辣味吉利熱狗堡。 |

**點心**

| A | 一杯拿鐵 | 拿鐵加的牛奶沒有限制一定要全脂或低脂<br>* 現在也有燕麥奶可以選擇，喝牛奶會乳糖不耐的朋友很推薦你試試看！ |
|---|---|---|
| B | 任何<br>200kcal 內<br>的點心 | 可以選擇添加物較少、相對健康的餅乾或零嘴點心，也可以是高蛋白棒等蛋白質量較高的點心。<br>* 我在食譜中也提供了許多自製健康小點心的靈感參考喔！ |

沒有想像中的困難喔!

　　我並沒有特別減少每天的飲食分量,可以說是每一天都吃得很滿足,整體熱量攝入差不多在 TDEE 左右,或是只有少 TDEE 一點點而已,雖然體重下降的幅度並不快,但仍然穩定地持續在下降的趨勢,雖然偶爾面對停滯或是緩慢的進度還是會覺得心慌,但在教練的鼓勵之下,仍然保持耐心、慢慢前進。

▶ 改變觀念後,開始初步執行 90 天的減脂計劃

　　2018 年的 4 月中,剛開始執行 90 天的減脂計劃。我很認真地控制飲食並重訓,但數字下降的速度都非常慢、慢到都快放棄自己了。但也可能是因為過去錯誤的反覆減重又復胖、代謝混亂,所以愈來愈難瘦。

| 日期 | 體重(kg) | 體脂肪方(%) | PEI'S MEMO |
|---|---|---|---|
| 2018.04.17 | 55.6 | 29.8 | ◆ 開始健身,教練要我先維持平常的飲食,他會先觀察一陣子我習慣、喜歡吃的食物有哪些,之後再來做調整。 |
| 2018.04.18 | 55.1 | 29.6 | |
| 2018.04.19 | 55.6 | 29.5 | |
| 2018.04.20 | 55.8 | 29.9 | |
| 2018.04.24 | 55.8 | 29.6 | |
| 2018.04.25 | 56.1 | 29.6 | |
| 2018.04.26 | 55.7 | 30.3 | |
| 2018.04.27 | 55.3 | 30.2 | |
| 2018.04.30 | 55.8 | 30.2 | |
| 2018.05.01 | 55.5 | 29.7 | |
| 2018.05.02 | 55.6 | 30 | ◆ 非常、非常緩慢的進展,這個時候真的很容易就覺得「沒用」而放棄。 |

| 日期 | 體重(kg) | 體脂肪(%) | PEI'S MEMO |
|---|---|---|---|
| 2018.05.03 | 55.6 | 30.4 | |
| 2018.05.04 | 55.4 | 29.3 | |
| 2018.05.05 | 55.3 | 29.4 | |
| 2018.05.06 | 55.6 | 29.2 | |
| 2018.05.07 | 55.3 | 29.5 | |
| 2018.05.08 | 55.4 | 29.7 | |
| 2018.05.09 | 55.4 | 29 | |
| 2018.05.10 | 55.4 | 29.5 | |
| 2018.05.11 | 55.4 | 29.3 | |
| 2018.05.12 | 55.3 | 29.2 | |
| 2018.05.14 | 55.4 | 29.5 | ✦ 抱著「大概這次也不會成功吧」的心情，繼續執行了兩週，突然發現，雖然速度很慢，但是，我的體重和體脂肪，都在穩定地緩緩下降。 |
| 2018.05.19 | 55.2 | 29.5 | |
| 2018.05.21 | 55 | 29.3 | |
| 2018.05.23 | 55.1 | 29.1 | 這時候已經建立起比之前正確的飲食觀念，會這麼難瘦下來，並不是因為我「天生就胖」，而是過去錯誤的減重、復胖，讓身體代謝混亂，變得更加難以瘦下來。 |
| 2018.05.26 | 54.9 | 28.2 | |
| 2018.05.27 | 54.7 | 28.3 | |
| 2018.05.30 | 54.9 | 29.3 | |
| 2018.05.31 | 54.8 | 29.5 | |

在這樣進行了三個月後，即便數據沒有驚人的進步成果，但我卻看見了我的體態有了巨幅的改變！整體的脂肪量減了很多，體態也因為增肌的關係，更挺更好看了，連我一直很在意的臀部，也慢慢地提起、朝向翹臀前進！

增肌減脂的過程中，由於肌肉比脂肪重很多的關係，體重可能並不會有太大的變動，甚至對於某些女生來說還會變重，但在我實際經歷過這樣的過程之後，才知道體重數字真的不是一切，**很多體態上的進步，只有看數字是看不出來的！**想要減脂，也不一定就要吃少於 TDEE 很多，即便每天吃的熱量等於 TDEE，搭配重量訓練，也能夠達到很好的體態改變效果。

　　要讓重量訓練有成效、有足夠的能量，才能好好地建立肌肉，除非你已經是很進階的訓練者，那可能就需要更加嚴謹的熱量計算。然而，包含我在內，相信各位讀者們也應該都不是要比賽的選手，基本的飲食大原則，只要有 80% 的原型健康食物，20% 你喜歡的、有點罪惡的食物，再搭配強度循序漸進、且規律的重量訓練，多多在日常中保持活動量，例如多走路、爬樓梯、少久坐等等，長期下來，體態一定會慢慢變好，就是所謂的打造「易瘦不易復胖」的體質。

## 開始減脂健身，建立起正確的心態和習慣

　　（1）認識 TDEE，對觀察體重和體脂數字，建立正確的心態與期待。

　　（2）了解體重和體脂是幫助觀測的工具，但是體態的改變，不只有數字能呈現。

　　（3）建立了聰明擇食、均衡飲食以及規律健身的好習慣。

　　（4）接受停滯期並不代表沒有在進步，有時需要一點耐心等待突破。

　　（5）認知到固定飲食菜單的方式，其實也是變相的限制型飲食。

　　當時我仍然會有「不能夠吃菜單以外的食物，不然就會破壞減脂計畫」的想法，雖然在初期，給了我成功的信心與愉悅感，但每個階段自己習慣和喜歡的食物都不同，固定的飲食菜單對我來說，仍然是無法長期融入生活的。

### ▶ 固定飲食熱量，每週重訓三天！數字穩定下降

　　2018 年的 7 ～ 8 月，這期間我非常認真，每天幾乎都吃一樣的食物（固定飲食熱量），有聚餐的話，也會挑食物吃，同時每週重訓三天。可以發現我的平均體重和體脂一直在往下降。

| 日期 | 體重(kg) | 體脂肪(%) | PEI'S MEMO |
|---|---|---|---|
| 2018.06.01 | 54.9 | 28.5 | |
| 2018.06.02 | 54.9 | 28.9 | |
| 2018.06.06 | 55 | 29 | |
| 2018.06.08 | 54.6 | 28.8 | |
| 2018.06.14 | 53.8 | 27.6 | ◆ 開始減脂健身約 2 個月，這段時間持續吃「幾乎一樣」的飲食。以便我觀察影響自己 TDEE 的其他變因，例如睡眠、壓力、喝水狀況等等。 |
| 2018.06.25 | 54.8 | 28.8 | |
| 2018.07.08 | 54.1 | 28 | |
| 2018.07.16 | 53.8 | 27.9 | ◆ 開始健身減脂三個月，體重和體脂肪的數字乍看之下改變不大，但我從來沒有在減重過程中心情這麼好，吃得這麼開心過！ |
| 2018.07.24 | 53.4 | 28.2 | |
| 2018.07.25 | 53.7 | 28.3 | |
| 2018.07.28 | 52.7 | 26.4 | |
| 2018.08.01 | 53.4 | 27.4 | ◆ 我在這天晚上吃了火鍋，如果是以前，我會很擔心這樣是不是會「破功」？會不會因為這一餐又把我打回原形？ |
| 2018.08.02 | 54.1 | 27.8 | |
| 2018.08.04 | 53.5 | 28 | |
| 2018.08.06 | 53.9 | 27.3 | |
| 2018.08.07 | 53.7 | 27.1 | ◆ 事實證明，只要平時遵守 80% 原型食物的飲食大原則，並維持自己的健身運動習慣，一週內一個晚上的大餐，根本不會讓你的努力功虧一簣。停止責備貶低自己享用美食，也是很重要的！ |
| 2018.08.08 | 53.4 | 27.6 | |
| 2018.08.09 | 53.6 | 27.9 | |
| 2018.08.10 | 53.8 | 27.7 | |

| 日期 | 體重(kg) | 體脂肪(%) | PEI'S MEMO |
|---|---|---|---|
| 2018.08.13 | 53.9 | 27.3 | ✦ 我在這一天的紀錄是「前幾天爆卡」，就是前 |
| 2018.08.14 | 53.4 | 28.2 | 幾天大吃大喝放縱了自己。但這時候的我， |
| 2018.08.16 | 53.8 | 28.6 | 曉解到只要在回歸正常飲食與規律健身的 |
| 2018.08.17 | 53.5 | 27.3 | 習慣，身體很快就又會回到原本的軌道上。 |
| 2018.08.20 | 53.6 | 28 | |
| 2018.08.21 | 54.2 | 28.8 | |
| 2018.08.22 | 53.7 | 28.2 | |
| 2018.08.30 | 53.7 | 27.4 | |

這一天凌晨一點才睡。就像我前面說的，影響體重和體脂的原因有很多，絕對不是只因為「多吃」和「少動」。如果能控制飲食的類別，記錄自己的作息和生活，可以幫助你客觀找出影響數據的原因。止責備、貶低自己享用美食，也是很重要的！

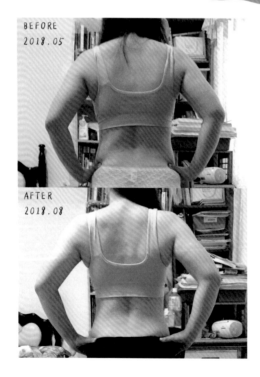

BEFORE
2018.05

AFTER
2018.08

◀ 想改造體態，不能少了增肌。從記錄中，可以發現我的體脂並沒有下降非常多，但是背部曲線就差了很多。

## 〈階段 2〉觀察與認識食物，學習計算熱量和堅持鍛鍊

在吃了三個月差不多的膩了的食物之後，我開始變化我的便當菜色，也開始在 IG 上紀錄我的故事、健身過程和自煮健身餐便當。

我開始練習認識食物，計算熱量與 TDEE，吃進的食物基本上都會輸入計算熱量與營養的 APP 中。建立自煮便當的習慣，重量訓練要求自己做到一週至少訓練三天～四天，強度持續地進步。

平日熱量約控制在 1400~1600 大卡／一日，出去玩、假日、過年過節則不會計算，平日也偶爾會大爆卡，但是維持規律的重量訓練習慣，還有自煮帶便當的習慣，我的身形逐漸地在變好。

那時候是久坐上班族，平時活動量很低，加上我比較矮小，需要的熱量自然就不會太高。但其實我是非常貪吃的人，既然先天條件不如別人，至少我能夠靠著努力健身來改變體質，提高肌肉量、也提高代謝！

我在每個過程都有不一樣的體悟，**這段期間我不管吃什麼東西，都一定要輸入「Myfitnesspal」 APP 裡面，記錄營養素和熱量**，有看到數字差不多在安全的範圍內才會安心。然而，**這也讓我因為長期過於在意數字，而忽略身體自然的飢餓感和飽足感，失去了聆聽自己身體聲音的意識**。

身體其實是很奇妙也很聰明的，當你今天吃太多了，隔天可能就會減少飢餓感，或是讓你想要多活動，以自然的方式達到平衡。所以，當你用節食的方式吃得太少，身體自然就會發出營養不足或是飢餓的訊號來讓你多吃一點。如果要減肥，無法避免會有飢餓感，這是很正常的現象，所以才會建議一次不要減少太多的熱量，讓身體慢慢適應，並且用更聰明一點的方式來增加飽足感，例如多吃蔬菜這樣低熱量但是體積大的食物、延後進食的時間、分配自己在最餓的時間吃多一點、其他餐吃少一點等等。

若是遇到了停滯期，可以再看有沒有辦法用較低熱量的食物取代原來

熱量比較高的食物，例如外食改成自己帶便當就是一個方式。或是增加訓練量、增加一點有氧運動，就能夠在不用計算食物熱量的情況下創造熱量赤字。

稱量與計算食物的熱量和營養，是初學者認識食物營養與自己身體所需要的熱量營養一個很好的入門工具，當計算並觀察自己身體了一陣子，你就能慢慢建立起有意識擇食的概念。

至於每個人適合的飲食也都不一樣，像我其實本身並沒有那麼喜歡吃雞胸肉，以前剛開始會以為健身就是要吃雞胸肉來補蛋白質，但後來才意識到自己並沒有那麼喜歡吃肉，甚至因為吃了過多的肉缺乏纖維質而產生便秘的狀況。後來發現蔬食有許多食材也富含蛋白質，同時還能夠攝取得到纖維與更多元豐富的營養素，除了覺得身體更加輕盈了，減肉也是友善動物與環境的一種行動。只要認識了食物，就可以依據自己的需求和個人喜好去安排飲食。

不管是什麼樣的飲食法，只有自己喜歡、適合自己、可以吃得滿足開心並持續一輩子，才是最重要的一件事！

● 「每一口食物都要記錄熱量嗎？」在這個階段，Pei 後來的反思

（1）紀錄熱量雖然讓我對於食物有更多的認識，是一種很好的工具，但一方面也成為了無法真心享受、或是害怕某些食物的「約束」。

例如，我會因為水果的碳水太高了，而不敢吃水果，即便它對身體是有益的；或是我可能會為了要滿足當天剩下的營養素，而去吃我不喜歡、覺得沒那麼好吃，可是符合數字的所謂「安全的」食物。

（2）數字很有可能成為一種限制，讓你忽略傾聽身體的聲音。

| 日期 | 體重(kg) | 體脂肪(%) | PEI'S MEMO |
|---|---|---|---|
| 2018.12.05 | 52.4 | 25.6 | ◆稍微把時間快轉到2018年底。這時候我已經開始規律健身＋擇食自煮約7個多月了。不僅是數字上的改變，看到體態照片的前後對照，真的是會嚇一跳！還記得我在2018.4.17開始記錄的數字嗎？體重55.6kg，體脂肪29.8%。看體態照片就感受得出來，體脂－4.2%的差別有多大。 |
| 2018.12.06 | 52 | 25.9 | |
| 2018.12.07 | 52.4 | 25.7 | |
| 2018.12.08 | 52.3 | 26.5 | |
| 2018.12.09 | 52.2 | 25.5 | |
| 2018.12.10 | 51.8 | 25.1 | ◆吃麵包，熱量爆卡 |
| 2018.12.11 | 52.5 | 26 | ◆晚上吃熱炒，連續兩天的放縱飲食啊……。 |
| 2018.12.12 | 53.3 | | |
| 2018.12.14 | 52.4 | 25.4 | |
| 2018.12.15 | 52.9 | 25.5 | |
| 2018.12.18 | 52.3 | 26.4 | |
| 2018.12.19 | 52.5 | 26 | |
| 2018.12.20 | 52.2 | 25.2 | |

即便多吃了幾天，只要記得再次回歸到原來的飲食和運動習慣，很快就能回到原來的狀態。

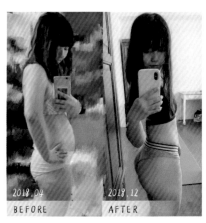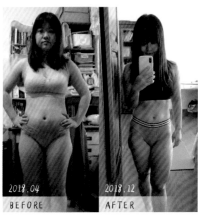

2018.04 BEFORE　2018.12 AFTER　2018.04 BEFORE　2018.12 AFTER

▲很認真的進行飲食減脂和鍛鍊，體重和體脂的數字並沒有下降非常多，可是我的體態完全不一樣了。

## ▶ 除了數字，也要記錄當天的生活型態

到了 2019 年，除了每天必量的體重和體脂之外，我也開始記錄當天的生活型態，例如睡覺時間、身體狀況、是否外食、特別吃了加工較多的食物等等。做這些記錄並不是自我批判，而是讓自己有所警覺：這週都太晚睡了／這禮拜已經吃了兩次炸物和蛋糕，得注意一下飲食囉…等等。

| 日期 | 體重(kg) | 體脂肪(%) | PEI'S MEMO |
|---|---|---|---|
| 2019.01.07 | 51.2 | 25.4 | ✦生理期第二天，12:30 睡覺，今日外食。 |
| 2019.01.08 | 52.3 | 25.8 | ✦11:30 睡，今天吃了蛋糕。 |
| 2019.01.09 | 52.7 | 26.7 | ✦早上練臀腿，拉肚子發燒…… |
| 2019.01.10 | 51.4 | 24.9 | ✦拉肚子，吃不太下…… |
| 2019.01.11 | 51 | 23.6 | |
| 2019.01.17 | 51.6 | 24.6 | |
| 2019.01.21 | 52.1 | 24.7 | ✦重訓，消耗 200 大卡的有氧。 |
| 2019.01.22 | 51.6 | 25.3 | ✦凌晨 1 點睡，睡眠 6.5 小時。 |
| 2019.01.23 | 51.6 | 24.9 | ✦早上 8:00 測量(便後)，外食，凌晨 1:30 睡。 |
| 2019.01.24 | 52 | 25.7 | ✦01.24～02.10 遇上過年休假。 |
| 2019.02.10 | 52.9 | 26.1 | |
| 2019.02.11 | 52.6 | 26.3 | |
| 2019.02.13 | 52.6 | 26.7 | ✦前一天斷食，有排便，今日也斷食。斷食是讓腸胃休息、重新開機的一個方法，並不是故意要餓自己餓到瘦喔！ |
| 2019.02.14 | 52.4 | 26 | |
| 2019.02.23 | 51.7 | 24.9 | |

有排便！不錯。我會視自己的身體狀況，進行身體可接受範圍的短期斷食，重新調整代謝和腸胃的狀況。

## 〈階段3〉當有負面循環時，只能靠自己的行動改變

當我們遇到生活變動、工作壓力過大、人生迷惘低潮期，真的會有完全沒有心情去訓練或是備餐的時候。當時我有整整一個多月，每天工作和加班的時間都很長，壓力大又沒有運動紓壓的時候，食物就成了我發洩壓力的出口。

雖然我正餐還是會注意均衡飲食吃得健康，但每到晚上意志力總是特別薄弱地開啟暴飲暴食模式，可以在吃完晚餐之後，又吃掉半盒喜餅餅乾的誇張程度！雖然每天都想要從這樣的惡性循環中跳脫出來，但卻每天持續著這樣的狀態，可以說是我那年最低潮的時間。

---

### ▶ 壓力、低潮期襲來！暴飲暴食的可怕威力

2019.5～6月。訓練＆備餐停擺，壓力大、暴飲暴食增肥期。在2019年的3月底4月初，我還能維持重訓的內容，但是整個5月，我只記錄了幾天的數據，實在是那整個月都過得太糟糕了！

| 日期 | 體重(kg) | 體脂肪(%) | PEI'S MEMO |
|---|---|---|---|
| 2019.03.28 | 52.7 | | ◆ 重訓。 |
| 2019.03.29 | 52.4 | 25.5 | |
| 2019.03.30 | 52.1 | 25.9 | ◆ 重訓＋有氧消耗 400kcal。晚餐吃大餐。 |
| 2019.03.31 | 52.5 | 26.1 | ◆ 下午珍奶，晚上爆吃。 |
| 2019.04.01 | 52.9 | 26.1 | ◆ 重訓。外食。 |
| 2019.04.02 | 52.6 | 26 | ◆ 外食。 |
| 2019.04.03 | 52.2 | 25.5 | |
| 2019.04.08 | 52.5 | 25.8 | ◆ 連假結束。 |
| 2019.04.10 | 52.8 | 25.5 | ◆ 重訓，凌晨 1:00 睡。 |

| 日期 | 體重(Kg) | 體脂肪(%) | PEI'S MEMO |
|---|---|---|---|
| 2019.04.11 | 52.6 | 25.1 | |
| 2019.04.12 | 52.6 | 25.9 | ◆ 凌晨 1:00 睡。4月初開始，我就常常外食，盡量選擇較健康的自助餐。<br>月經第二天。 |
| 2019.04.19 | 52.1 | 25.4 | |
| 2019.04.20 | 52.5 | 25.4 | |
| 2019.04.24 | 51.8 | 25 | ◆ 重訓 day2，吃火鍋，凌晨 1:00 睡。 |
| 2019.04.25 | 51.2 | 24.5 | ◆ 凌晨 2:00 睡。 |
| 2019.04.26 | 52.4 | 25.5 | ◆ 外食吃了滷味、珍奶，有重訓。 |
| 2019.04.27 | 52.1 | 25 | ◆ 爆卡。總之吃很多。 |
| 2019.05.06 | 53.7 | 29.3 | ◆ 去台南玩回來。通常出去玩不會特別限制自己的飲食，回來量出的數字基本上是因為水腫造成的！ |
| 2019.05.07 | 52.7 | 27.6 | |
| 2019.05.08 | 52.9 | 28.2 | |
| 2019.05.25 | 52.4 | 28.3 | |

> 07 日，恢復飲食的隔天，就下降了一公斤的體重。08 日，接下來的整個月，運動與飲食控制都呈現放棄的狀態。25 日，雖然體重沒有什麼差別，但體脂變高了，感覺是掉了肌肉、又增加了脂肪。

　　六月中開始，我意識到自己的身形與身心靈各方面的狀態，都嚴重脫離了軌道。我了解到運動與備餐對我來說，其實都是一種紓壓的方式，雖然生活與工作壓力很大，讓我失去行動力，但如果一直抱持著消極的心態，我的狀態只會愈來愈糟。

　　於是，我開始重拾健身訓練，告訴自己不用做到完美，就算一週只能夠練 1-2 天，便當只能偶爾帶個幾天也沒有關係，一切都比完全沒有做來得更好。放下了完美主義的心態之後，我開始慢慢有所行動，行動起來之

後，一切都開始慢慢變好了！

　　沒有時間運動，那我就更早起床到健身房訓練；沒有時間備餐，那就努力做到可以做的部分，搭配偶爾的外食，只要有意識地去挑選菜色，原型食物吃飽，減少吃垃圾食物的比例。

　　工作與生活差不多慢慢回到軌道了之後，我開始認真要挽救嚴重走鐘的體態，於是開啟 90 天的減脂計畫。

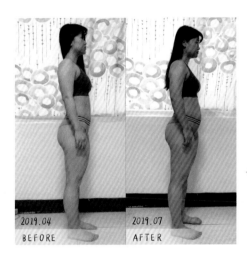

◀工作加班和壓力帶來的低潮，備餐和訓練都停擺！是目前為止最低潮的一段時間……。〈階段 3〉可說是我因壓力而增肥的階段。

## 〈階段 4〉「出國時要穿上人生第一件比基尼」的減脂大作戰

● 有下苦心努力的自己，最棒了

　　‧第一個月：飲食每一天 1400 大卡，三餐都是自帶便當，但是菜色都會有變化，加上一週訓練 3 天。

　　‧第二〜三個月：平日飲食維持 1400 大卡，一週訓練 5 天。由於 TDEE 也提高了，偶爾平日會爆卡吃到 2500 大卡，假日不太計算熱量，很多與朋友的聚餐也沒有在控制。

## 找回身心的平衡，開始 **90** 天的減脂計劃，重拾自煮和訓練

2019.6 月中～ 9 月底。為了 9 月與 10 月的旅行而執行的減脂期。好習慣的建立需要持續 3 ～ 6 個月，壞習慣只要一週……當身體又習慣了不動和加工食品之後，真的要再花一些時間克服！

| 日期 | 體重(kg) | 體脂肪(%) | PEI'S MEMO |
|---|---|---|---|
| 2019.06.13 | 52.1 | 27 | ✦ 開始執行 90 天減脂計畫。 |
| 2019.06.14 | 52.4 | 27.5 | |
| 2019.06.19 | 52.5 | 27.6 | |
| 2019.06.21 | 52.7 | 27.5 | |
| 2019.06.22 | 51.7 | 26.9 | |
| 2019.06.27 | 52 | 26.8 | |
| 2019.06.29 | 52.5 | 27 | |
| 2019.07.1 | 51.9 | 27.1 | |
| 2019.07.06 | 51.9 | 26.5 | ✦ 努力找回之前讓身體開心、自己也開心的飲食和訓練模式。體脂慢慢地往下降。 |
| 2019.07.08 | 51.3 | 26.4 | |
| 2019.07.09 | 51.5 | 25.8 | ✦ 晚上吃很多麵包。 |
| 2019.07.10 | 51.8 | 25.9 | ✦ 吃很鹹……。 |
| 2019.07.11 | 52.4 | 26.8 | ✦ 前兩天吃很多麵包(高碳水加工精緻食物)和吃很鹹的反應，就出現在這裡了。 |
| 2019.07.12 | 51.6 | 26.9 | |
| 2019.07.22 | 52 | 26.8 | ✦ 假日兩天，都大爆卡。 |
| 2019.07.23 | 52.4 | 27.2 | |
| 2019.07.27 | 51.7 | 27.1 | ✦ 爆卡，吃芋泥吐司。 |
| 2019.08.01 | 51 | 25.8 | |
| 2019.08.02 | 50.8 | 25.6 | ✦ 看起來好像不錯！但是過幾天之後…… |
| 2019.08.06 | 51.7 | 26.5 | ✦ 假日大爆卡，吃一堆麵包、堅果，凌晨 2:30 才睡。 |

| 日期 | 體重(kg) | 體脂肪(%) | PEI'S MEMO |
|---|---|---|---|
| 2019.08.07 | 51.7 | 27.1 | ◆ 比起爆卡，睡眠影響我更多。每個人受到影響的關鍵因素不同，所以除了量體重，記錄生活也是很重要的。 |
| 2019.08.17 | 51.1 | 26.7 | |
| 2019.08.20 | 51 | 25.7 | |
| 2019.09.03 | 51.2 | 26.3 | 月中之後，我一週訓練 5 天，雖然有時假日和朋友聚餐，以及放鬆美食日會爆卡，但其實體重、特別是體脂，都是穩定往下降的！ |
| 2019.09.04 | 51.2 | 26.2 | |
| 2019.09.05 | 50.7 | 26.7 | |
| 2019.09.07 | 50.9 | 26.6 | |
| 2019.09.17 | 50.9 | 26.3 | |

在這三個月當中，我每天觀測體重數據，追蹤趨勢是否在往下，以及每個月拍體態照片。

**即便平日與假日偶爾大爆卡，雖然總是以為在自毀進度，但是最後減脂的效果仍然是很好的。**其實我們都是正常人，都會有無法控制自己的時候，給自己適時的放鬆很重要。尤其我們並不是要比賽，不需要把自己逼得太死，即便多吃，也不需要責備自己或是感到有罪惡感。

我們的大腦常常會把實際狀況放大得很嚴重，讓你感到恐懼與焦慮，覺得自己很失敗然後就直接放棄，但這樣的結果只會變得更糟，不會變得更好。**你並不會因為大吃大喝幾天就突然變個大胖子，同樣地，也不會因為節食幾天就體重體脂狂降。**

在大餐或是不小心吃太多過後，持續堅持規律訓練保持活動量，了解食物的營養與熱量和自己大概需要吃的分量，有意識地去選擇食物，在執行目標的期間，注意自己有專注走在前往目標的路上，有些偏離的話、再調整一下心態跟狀態，隨時回歸、慢慢前進，一定都能夠有所收穫。

當然，你努力的程度一定會影響最後成果的展現，但無論做到怎麼樣程度的努力，最後還是要好好去欣賞自己努力的成果。尤其是女生，總是會不滿意自己的狀態，即便努力了一陣子、變瘦了，還是對自己不夠滿意，認為自己還要再更瘦。我其實也同樣會落入這樣的陷阱，總是會責備自己做得不夠好，壓抑太久之後就會開始暴飲暴食，然後看見鏡子中的自己又更加沮喪，陷入負面循環。

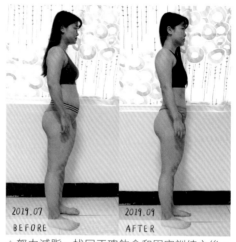

▲努力減脂、找回正確飲食和固定訓練之後，果然也讓我達到想要的成果！

但是回過頭來看，就會發現那時候的自己已經很棒了，根本沒有當時想得這麼糟。所以本質上，我們還是要回到懂得欣賞自己並且愛自己，接受自己任何無論是好是壞的一面，理解每個人都有不同的基因體態身形、努力程度與進步速度都不一樣，所以無須和他人比較。

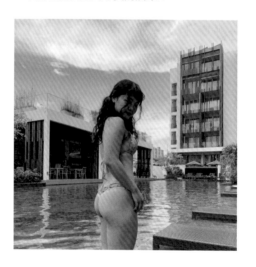

無論是怎麼樣的自己，都有屬於自己獨一無二的美。欣賞自己每一小步的努力與進步，欣賞每一個階段在身心靈各方面都更加強壯健康有所成長的自己，專注在變好的過程而非結果的得失。這是我在經歷這麼久的增肌減脂過程之後所得出來的體悟，心態永遠是最重要的，也是影響我們行動與結果的關鍵。

# 增肌減脂時，外食怎麼吃？

　　在開始健身、改變飲食之後，我也不是每天都有辦法自己備餐，有時還是必須吃外食，或是和朋友相約聚餐。這時候，我的大原則就是優先選擇蛋白質含量高（海鮮、白肉＞紅肉），接著是調味少、較單純的原型食物（＞精緻加工食品），以及纖維含量高、烹飪方式為低溫蒸煮的食物（＞高溫油煎炸），同時少喝有糖飲料、少吃甜點，並且謹記以「均衡飲食」為主，碳水、蛋白質、脂肪比例，可以抓「4:3:3」。

　　以下就是我自己選擇外食的優先順序，以及外食各類餐廳的擇食重點：

**選擇外食的優先順序**

| | 主要 | 減少 |
| --- | --- | --- |
| (1) 蛋白質含量高 | 海鮮、白肉、豆腐 | 紅肉（脂肪比例較高） |
| (2) 調味少、較單純 | 原型食物 | 精緻加工食品 |
| (3) 纖維含量高、烹飪方式 | 大量蔬菜、低溫蒸煮 | 高溫油煎炸 |
| (4) 減少攝取含糖飲食 | 無糖飲料 | 甜點蛋糕、有糖飲料 |

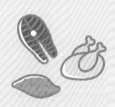

## 外食的擇食重點參考

### 〈 早餐 〉

| 主食 | ✅ 優先以原型食物為主、有蛋白質與澱粉蔬菜，少油少糖少添加物的均衡選擇，例如：地瓜＋無糖豆漿／鮪魚飯糰／雞肉飯糰<br>✅ 早餐店的選擇：蔬菜蛋土司（不抹沙拉／少醬）、雜糧饅頭夾蛋、摩斯蕃茄／火腿／培根吉士蛋堡 |
|---|---|
| 飲料 | ✅ 無糖咖啡、無糖紅茶、無糖豆漿 |

### 〈 自助餐、熱炒 〉

| 主食澱粉 | ✅ 大約一拳頭大小的五穀米＞白米＞炒麵、炒飯 |
|---|---|
| 蛋白質 | ✅ 白斬雞／滷雞腿（去皮）／清蒸魚／豆腐／雞蛋<br>＊大約半個到一個手掌大的蛋白質 |
| 蔬菜 | ✅ 占 1/2 盤子的蔬菜<br>＊如果太油可以過點水<br>＊如果已經選擇米飯類當主食，就不要再夾太多的根莖類蔬菜，例如：芋頭、南瓜、馬鈴薯、地瓜、蓮藕、山藥等等，避免攝取過多的澱粉。 |
| 湯品 | ⚠ 太油的湯品 ⚠ 甜湯 |

### 〈 火鍋 〉

| 主食澱粉 | ✅ 1/2~1 碗的五穀米＞白米＞冬粉＞泡麵／王子麵 |
|---|---|
| 醬料 | ✅ 單純的醬油或醋，以及天然辛香料 |
| 鍋底 | ⚠ 重口味 ⚠ 麻辣湯底 ✅ 昆布湯底 ＊愈清淡愈好 |
| 蛋白質 | ✅ 優先選擇低脂的海鮮和白肉／豆腐（減少火鍋料等加工品） |
| 蔬菜 | ✅ 盡量多吃蔬菜，菇類也是非常好的選擇（火鍋料可置換成蔬菜） |

### 〈 美式餐廳 〉

| 主食澱粉 | ✅ 避免油炸的食物 |
|---|---|
| 蔬菜<br>（沙拉） | ✅ 和風醬、莎莎醬、蜂蜜芥末醬＞凱薩醬、千島醬、胡麻醬<br>＊醬料清爽比油脂多的類型好 |

〈 小吃店 〉

| 主食澱粉 | ✅ 飯類＞麵類，分量約一拳頭大小 |
|---|---|
| | * 避免只吃單純澱粉，或是有太油的醬料。ex：滷肉飯／麻醬麵／炸醬麵。以及飯的加工程度低於麵類，所以飯類是比較好的選擇。 |
| 蛋白質 | ✅ 豆干／豆皮／滷蛋／豆腐／嘴邊肉 |
| 蔬菜 | ✅ 加點蔬菜、海帶，增加纖維攝取量 |

〈 便利商店 〉 添加物和糖愈少愈好，蛋白質和纖維愈多愈好

| 主食澱粉 | ✅ 蒸／烤地瓜、雞肉／鮪魚／鮭魚三角飯糰 |
|---|---|
| 蛋白質 | ✅ 溏心蛋、雞胸肉、雞腿（去皮）、無糖豆漿 |
| 蔬菜 | ✅ 生菜沙拉、溫沙拉 |
| 便當 | ✅ 健康均衡的便當（原型食物為主：有蛋白質、蔬菜、澱粉） |
| | * 選擇營養素均衡的便當，避免選擇國民便當，因為肉類通常都是油炸過的，蔬菜也有很多屬於鈉含量較高的酸菜。 |

## 有聚餐那一天，另外兩餐怎麼吃？

通常聚餐時吃的食物，都是碳水與油脂比例較高，蛋白質與蔬菜纖維較低的。所以當有聚餐的那一天，**以高蛋白質和蔬菜為主**，**並且壓低熱量**，這樣一來在聚餐時刻，就可以好好享受澱粉類與油脂食物，以整天可以達到平衡為主。

## 「心態」，也要跟著「體態」改變！

雖然我從 2018 年 4 月中開始增肌減脂，也認識到了正確的飲食觀念，並在這近兩年間幾乎維持規律的訓練，不過，我也要很老實地和各位說，「飲食失調」的症狀已經伴隨了我六～七年，而我一直在找尋方法，想要改善甚至根除自己這樣的狀況。

過去的我一直以為只要遵循「某一種減肥計畫」或是「某一種飲食運動計畫」，就可以改變自己。雖然接觸飲食營養觀念、健身觀念大大地幫助我建立了正確改變體態的知識，並且確實地改變了我的體態，**然而理解知識只是基本的**，過去的創傷、舊習、社會的體態標籤與限制、內心的恐懼還有執著……，**這些才是內心最底層，容易被我們忽視，卻會直接影響到我們想法與行動的關鍵**，但在追求速成與快速減肥的現代社會卻是鮮少被人提到的。

各種方法與知識如果實際去行動了，也許短期都能夠看得到一些成果，但是我們都知道，其實在這條路上要能夠走得長久走得遠，除了找到適合自己的方法之外，心態絕對是關鍵。

## 〈階段 5〉轉為增肌為主，學習找回身心的平衡與健康

結束了為期三個月為了旅行而執行的減脂期，出國回來之後，首次站上了體重機，硬生生重了 2 公斤多！雖然我的理性那一面很清楚，這是因為出國吃了很多天重口味食物所造成的水腫現象，也知道只要回歸正常作息與飲食，慢慢就能夠回歸。然而，**我還是被體重機上的數字嚇到了**，很心急地想要快點回歸原本的狀態。加上回台有許多生活與工作上的不穩定與壓力，我每一天都在暴飲暴食，並且滿懷罪惡感地隔天努力運動、又限

制自己的飲食，接著晚上又開始暴食，不斷陷入無法自拔的惡性循環之中。

這樣的狀態可以一連持續一～兩週的時間，那時候腸胃道狀態也很不好，每一天都在拉肚子，看到鏡子中的自己因為暴飲暴食而浮腫還有腫大的肚子，心情變得很負面、也很不喜歡這樣的自己。

就算我知道所有可以讓我回歸狀態的方式，但是由於負面的心態還有失衡的身心靈狀態，讓我總是無法做到每天對自己說要「重新振作」的承諾，實際的行為總是背叛想法，我會譴責自己，<u>每一天都很痛苦，卻不能理解為什麼會這個樣子。</u>

於是，我想要開始做出一些改變。意識到自己發生狀況了之後，就要知道一定是某些方法不適用於自己，或是哪裡出了問題，需要我們去正視。

### ▶ 雖然了解只是暫時的現象，卻還是被負面情緒淹沒了

2019 年 10 月中～ 11 月中。為了出國玩，努力 90 天減脂，但由於吃了好幾天重口味食物造成身體水腫，體脂肪也飆高。即便我知道只要恢復正常飲食和規律運動，很快地就能夠回歸，但我仍然無法控制自己的飲食失調狀況。這時候，我陷入了自我厭惡、懷疑自己，無法振作且暴食的一個月。

| 日期 | 體重(kg) | 體脂肪(%) | PEI'S MEMO |
|---|---|---|---|
| 2019.10.05 | 50.6 | 26.6 | ✦出發前，由於努力了 90 天的減脂，無論實際的身形體態和數字，自己都覺得很滿意。去泰國玩回來，因為水腫而體重破新高，心情很差～之後一直在暴食。 |
| 2019.10.13 | 53.3 | 28.4 | |
| 2019.10.14 | 52.1 | 27.2 | |
| 2019.10.15 | 50.6 | 25.8 | |
| 2019.10.16 | 52.2 | 27.1 | |
| 2019.10.17 | 52.6 | 27.9 | ✦晚上睡前，忍不住爆吃。 |
| 2019.10.18 | 52.2 | 27.5 | |

| 日期 | 體重 | 體脂 | 備註 |
|---|---|---|---|
| 2019.10.28 | 51.7 | 27 | |
| 2019.10.29 | 51.8 | 26.8 | |
| 2019.10.30 | 51.7 | 27 | ✦ 吃太鹹。 |
| 2019.11.04 | 52 | 27.1 | |
| 2019.11.05 | 52.2 | 27.4 | ✦ 晚上爆吃一堆高蛋白點心。 |
| 2019.11.09 | 52.4 | 27 | |

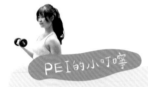

PEI的小叮嚀

　　其實在身心醫學中有一種病症叫做：飲食失調症（eating disorders）。有分成「暴食症」跟「狂食症」兩種，基本上都是有暴食的現象，就是會在大約兩個小時內一次吃下大量一般人沒有辦法在同個情境之下吃完的東西，也沒有辦法控制自己吃什麼或是吃多少，也沒辦法控制自己要停下來。吃東西的時候會吃得比平常還要快，即便不覺得餓也會吃下大量的食物，直到真的肚子漲到很不舒服才會停下來。而且通常會很害怕被別人看到自己在吃東西，所以會躲起來吃。在大吃之後會討厭自己、會覺得憂鬱還有罪惡感，覺得自己很失敗。暴食的頻率至少每一週會有一天，而且持續三個月以上。

　　但暴食症跟狂食症比較不一樣的地方就在於，暴食症在吃完東西之後會出現一些補償的行為，像是催吐、吃瀉藥、過度運動、節食這樣的行為，想要努力讓體重維持在正常的範圍，但是這樣長期下來對身體的傷害很大。另一方面是狂食症，因為沒有代價行為，所以通常這一類型的肥胖比例就會比較高。

　　歡迎關注與收聽我的 Podcast「女子健心室」的內容，其中有關於這部分更多的分享！不過若是出現相關症狀，建議你還是要找專業心理諮詢師尋求協助。

## 為了治癒暴食，我捨棄了斤斤計較、進入增肌期

首先，我試著開始捨棄過去一直依賴的計算營養與熱量「myfitnesspal」app，捨棄所有進入口中的食物、都要經過磅秤或是一定要有營養標示才會安心的執著。開始重視食物的樣貌，而不是執著於數字。

我也開始重視自己真心喜歡、且會讓我感到滿足的食物，而不是為了符合數字框架勉強選擇其實並不喜歡的食物。就如同我先前的觀念中說的，這些都是讓你學習認識食物與自己身體之間的關係的「工具」而已，並不是要一輩子都有所限制的約束，有了長時間認識食物營養的觀念之後，對於自己應該要吃多少食物、吃什麼食物，其實都有些經驗了。

我們並不是要去比賽，只要掌握了大原則方向，有好的擇食習慣，其實就足以讓我們維持身材或慢慢進步了。我們經常會落入數字的迷思，無論是體重體脂的數字，抑或是熱量營養素的數字都是如此，也許對於某些人來說適合長期執行，但是後來我發現，自己每一天放太多意志力、心力與注意力在觀測這些食物的數字上，讓我整天都在思考：應該要吃哪些食物，來補足補滿這些熱量與營養素、顧慮還有多少熱量可以吃、不敢吃水果因為碳水太高、不敢吃堅果因為油脂太高……，總是擔憂那些數字會如何影響我的體態，落入只看數字而不是食物的陷阱，忽略傾聽身體的聲音。

總是覺得自己還不夠好、想要繼續減脂，求好心切與完美主義的個性，加上充滿限制的飲食，造成了我的壓力，加上生活與工作上的壓力全部累積起來，以及我習慣性透過食物來發洩情緒與紓解壓力與焦慮感，不斷引發暴食症的舊習。

決定改以增肌為主的訓練，並改變心態後，我就沒有像過去一年多這樣，幾乎天天記錄體重和體脂肪了！當然，我偶爾還是會測量這些數據，不過是為了讓自己更清楚身體、飲食和生活的連結，掌握自己的健康狀況。

| 日期 | 體重(kg) | 體脂肪(%) | PEI'S MEMO |
|---|---|---|---|
| 2019.11.11 | 52.2 | 27.4 | ◆決定開始不要每一餐、每一口都計算卡路里。 |
| 2019.11.12 | 51.7 | 27.1 | |
| 2019.11.14 | 51.5 | 27.3 | |
| 2019.11.20 | 51.8 | 27.2 | 開始輕鬆地吃，享受飲食，重點是仍然以原型、均衡的飲食為主。 |
| 2019.11.27 | 52.1 | 27 | |
| 2019.11.28 | 51.5 | 26 | |

只要維持了健康擇食與規律健身的習慣，這些數字對我來說也不具任何意義了，因為我們不可能一輩子都一直處於那個最完美的數字和樣子。現在的我更加關注在自己的身心靈健康狀態：現在的狀態是不是我喜歡的？和食物的關係與健身方面有沒有什麼可以更加進步的？

後來比起減脂，我更想要改善心理狀態與暴食的習慣，於是乾脆讓自己由過去以減脂為主、調整成以增肌為主的狀態。

飲食方面，開始讓自己隨心所欲地吃，仍然是以原型且均衡的飲食為主，偶爾也會多吃麵包、垃圾食物或一堆堅果……等等，但每次暴食之後，我改變了和自我對話的方式，從責怪、責備與罪惡感，變成：「沒關係，我們不能夠一夕之間就改變，但這些都是練習慢慢變好的過程。」開始對自己有更多的同理心，就讓自己有意識地在暴食，但不做多餘的批判。開始練習正念冥想，練習排解自己的壓力。

訓練方面則提高了強度，一週訓練五至六天，持續了三個多月的時間。因為食物吃得多的關係，我的力量也進步許多，在運動表現上感覺非常好，也很有成就感，慢慢的感覺自己正在變得更加強壯，也讓我開始變得更加

正面。

　　但相對的，我知道自己也理所當然地增加了一些脂肪，緊身褲與運動內衣變緊了，本來是感到氣餒與難過的，但後來我認知到，這其實也是自己「正在進步的一部分過程」。

　　體重體脂下降多少，並不是進步的唯一指標，這些過程中你學習到什麼、累積了什麼能力、擺脫了什麼限制與框架、突破了什麼盲點等等，每一個階段的自己其實都在學習都在進步，**每一小步都是累積，並沒有所謂的白費力氣**，相信一切都是上天給你的最好的安排。

　　這些都是在練習正念之後有的體悟，有了這樣的認知，我開始變得更加平靜，對於生活懷抱感謝，對於努力的自己懷抱鼓勵；慢慢地，暴食的狀態便大幅改善，愈來愈少出現了。


## 撕掉「瘦就是美」的社會化標籤，定義自己的獨一無二

　　後來我理解到，**生活與人生的重心並不是只有食物、運動、體重體脂數字和體態呀！**也許對於許多教練、健身網紅、健身運動選手是如此，這也是他們「工作的一部分」，但對於大多數的我們並不是如此的，每個人的人生追求重心都不一樣，本來就很難做到樣樣都十全十美。

　　只是因為社群媒體的關係，會不小心讓你自己和他們的樣子與生活相比，認為自己也應該要與他們一樣才行，所以在書本講解知識的一開始，我才會提出：「你的動機是外在的、還是內在的呢？」外在的環境會大大地影響你的心態與價值觀，慎選資訊吸收的環境也很重要，特別是自己可以掌握與篩選的社交媒體帳號。

　　由於每一個階段都有不同的體悟，目標與追求也跟著改變的關係，這一路有太多的心路歷程還有心得想要分享，也看見有很多女孩有錯誤的心

態觀念與不平衡的身心靈狀態，只有靠我平時的 IG 圖文，能夠傳達的力量有限，於是在 2019年底，我開設了一個 Podcast 音頻節目「女子健心室」，希望透過更有溫度的聲音的力量，傳遞正確心態、飲食運動觀念、訪談各式各樣的女孩在減肥、健身、身心健康路上的故事，鼓勵女孩們可以勇敢撕除「瘦就是美」的社會體態標籤，回到強壯與自信的本質，了解我們本身就有各自獨特的美，愛上自己的樣子、而不總是追求別人的樣子。

追求自己真正想要的目標，而不是外在要你達成的目標。「女子健心室」的角色是是扮演陪伴那些想要變得更好的女孩們，先從好的心態出發，搭配正確的運動和飲食營養知識，照顧好自己的身心靈與壓力，了解自己不是孤單一人在這條路上孤軍奮鬥的，持續受到鼓勵、不斷進化成為更好版本，成為自己想要成為的那個人。

## 放下熱量和數字後，我打造出有肌肉、不易胖的體質

最後發現，我並沒有因為拋棄體重計與斤斤計較熱量與營養素的生活而回到過去復胖的模樣，反而因為增加了肌肉量，讓我的體態逐漸在進步，逐漸養成不易胖的體質。

其實這個過程並不容易，特別是女生，仍然會有害怕多吃而變胖的憂慮。但是我很慶幸的是因為維持健身的習慣，並且一直遵循著正確的訓練方式，加上長期健康飲食的習慣，讓我逐漸雕塑出愈來愈好的身形體態，身材也愈來愈緊實！體態不是「瘦」的，卻是「健康有線條曲線」的！

現在擁有一樣的體重數字，體態卻完全不一樣了，因為體重無法顯示出脂肪與肌肉的比例關係，所以我想大聲告訴所有人（特別是女生），想要擁有更好的體態想要改變體質，就勇敢增肌吧！

同時也要理解到，體態的改變絕對不是一簇可及的，世界上所有成功

的事都是需要靠一步一腳印與時間去累積，許多網路上身形漂亮的健身網紅，他們所呈現出的體態，若不是擁有天生的好基因，不然就是靠好幾年的健身習慣與飲食控制打造而成的！不需要和別人比較，只要努力累積自己，不斷進化成更好版本的自己就好。

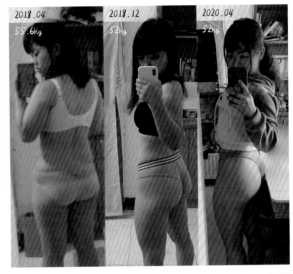

2018.04 55.6kg　2018.12 52kg　2020.04 52kg

▲從比較照片中可以看出來，目前的體重和 2018.12 的體重相同，但是體型完全不一樣喔！

## 一起來健身又健心，找到獨特的自己

這條路每段過程都是學習，我也是跟大家一樣還一直不斷在路上。可以關注女子健心室，一起持續學習跟成長！

● 女子健心室 IG：girl_power_room
● Youtube 搜尋：女子健心室

也可以在各大 podcast 收聽平台收聽節目！

● Apple 連結：https://apple.co/2MEEFv3
● Andriod 連結：http://bit.ly/2F2E1mS
● Spotify 連結：https://open.spotify.com/show/
　　　　　　　5BISXBB6f6NS6wtSupTDZS

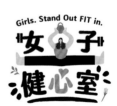

# PEI 的
## Part 03
## 54 道
## 健身食譜

在這一章的食譜中，有一次做好六個便當的組合，由於菜色幾乎差不多，所以在一開始要找出 TDEE 的時候，可以幫助大家找出飲食之外的變因，以及不用煩惱該吃什麼、吃哪些食物才能均衡攝取到自己所需的三大營養素。

還有在 IG 上被詢問度以及按讚數最多的便當菜色，以及早午餐和小點心，這些食譜，我大多都使用一個平底鍋就能做出來，不需要是廚神，也可以開始改變你的飲食方式喔～！

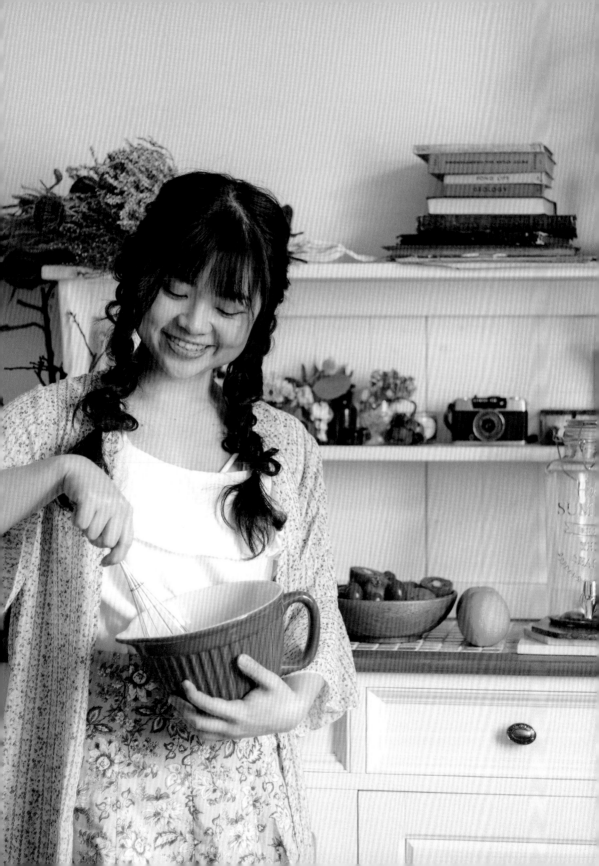

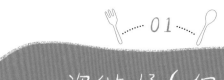
01

# 一次做好 6 個便當

組合1 ## 海鮮便當

使用器材 🍲電鍋、🍳湯鍋

**STEP. 1**
前一晚用鍋子滷杏鮑菇與海帶

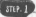

**STEP. 2**
將十穀米煮好，分裝成六份

**STEP. 3**
兩個主菜拿到電鍋蒸

**STEP. 4**
煮滾一鍋水，清燙花椰菜 30 秒後盛起

**STEP. 5**
使用燙過花椰菜的水做水煮蛋

**STEP. 6**
將所有食材分裝至六個便當容器內即完成

* 可淋上少許好油幫助脂溶性維生素吸收

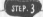

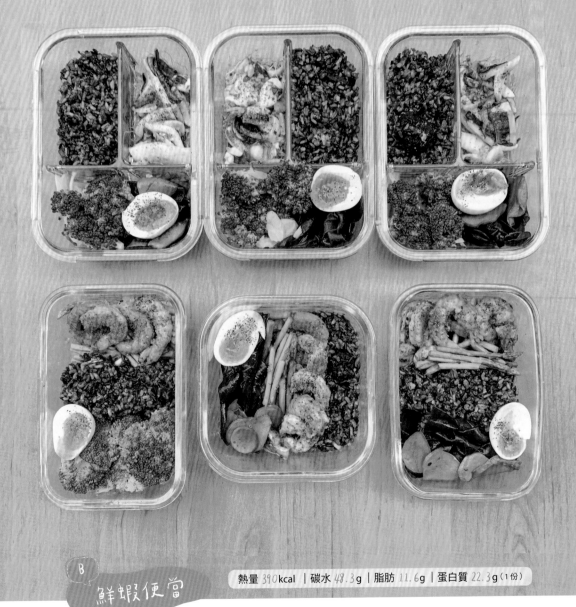

熱量 423 kcal ｜ 碳水 46.5 g ｜ 脂肪 11.2 g ｜ 蛋白質 34.5 g（1份）

A 泰式小卷便當

B 鮮蝦便當

熱量 390 kcal ｜ 碳水 48.3 g ｜ 脂肪 11.6 g ｜ 蛋白質 22.3 g（1份）

主菜A

# 泰式小卷

**材料**（3份）

小卷 450g（生重）

〔调味料〕：檸檬汁 4 大匙／米酒（白酒）2 大匙／醬油 2 大匙／魚露 2
大匙／椰糖 1 大匙／薑末 2 大匙／蒜碎 2 大匙／辣椒
碎 1 大匙／香菜（一把）／檸檬葉 2 片

**作法**

1. 處理醬汁：將檸檬汁、米酒、醬油、魚露與椰糖攪拌至糖溶解，加
   入切碎的薑、蒜、辣椒、香菜，最後加入捏碎的檸檬葉，攪拌均勻，可
   先嘗試味道釋出自己喜歡的酸甜度。

2. 小卷洗淨，切片，放入容器中，淋上醬汁。

3. 放入電鍋，外鍋加一杯水，按下開關蒸約 10 分鐘後完成。

主菜B

| 熱量 | 碳水 | 脂肪 | 蛋白質 |
|---|---|---|---|
| 114 kcal | 4.3g | 3.8g | 15.7g |

* 以上為 1 份的數值。

# 蘑菇蘆筍蒜香豆腐蒸蝦

**材料**（3份）

蝦子 200g（生重）／板豆腐 300g（生重）／蘆筍分量隨意／蘑菇分量隨意

〔调味料〕：薑末適量／蒜末適量／香菇素蠔油 45ml ／味醂 10ml
米酒 10ml

**作法**

1. 板豆腐切片，蘆筍根部削去硬皮、切掉尾部，蝦子去頭尾及腸泥、
   背部劃刀不切斷。蘑菇切半。

2. 將所有調味料混勻，再用另外一個容器，依序放入板豆腐、蘆筍、
   蘑菇，最後放上蝦子，淋上混勻的調味料。

3. 電鍋外放一杯水，蒸到有水蒸氣後，再放入步驟 2，蒸五分鐘即可。

主食

熱量 232kcal ｜ 碳水 44g ｜ 脂肪 3.2g ｜ 蛋白質 6.6g（1份）

# 十穀米飯

**材料**（6份）

十穀米 300g（生重）／白米 60g（生重）／水 360g／乾香菇數朵
無水奶油 10g（增添香氣用）／白胡椒適量

**作法**

1　將十穀米和白米放入鍋中洗淨後瀝乾，加入水，和乾香菇一起浸泡約 30 分鐘。

2　將步驟 1 加入無水奶油與白胡椒，按下煮飯。

3　待電鍋轉保溫後，先不要開蓋，悶 20 分鐘，接著打開，用飯匙將飯攪拌一下即可。

配菜

熱量 80kcal ｜ 碳水 0.6g ｜ 脂肪 5.5g ｜ 蛋白質 8g（1/2顆）

# 溏心蛋

**材料**（6份）

雞蛋 3 顆／鹽 2 大匙

**作法**

1　將雞蛋洗淨，準備一鍋水，煮滾後轉中小火，加入鹽（避免等等放入雞蛋後溫差大而造成蛋裂），水需要蓋過雞蛋，開始計時 6 ～ 7 分鐘（煮的過程中，同方向不停攪拌，讓蛋黃置中）。

2　撈出雞蛋，浸泡冰冷水，待完全冷卻涼了後再剝殼。

配菜

# 滷杏鮑菇海帶

**材料**（6份）

海帶結 200 公克／杏鮑菇 2~3 根（切片）
〔調味料〕：水約 500cc／醬油約 125cc／糖 2 大匙／薑絲適量／
　　　　　　八角 2~3 粒／花椒適量

**作法**

1　將所有調味料拌勻，拌至糖溶解。

2　將電鍋內鍋放入海帶、杏包菇和調味料，放入電鍋，外鍋一杯水，蒸約 30 分鐘後取出。

3　冷藏一晚，使其更加入味！

＊以上未特別註明皆為 1 份的數值，分量隨意的蔬菜熱量和調味料未計入。

組合 2
# 低碳高蛋白雞肉便當

使用器材 🍚電鍋、🍲湯鍋

### STEP. 1
先做
椒麻雞腿排

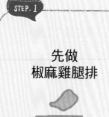

### STEP. 2
接著做
花生醬雞胸肉

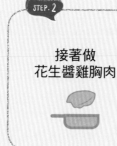

### STEP. 3
炒花椰菜
蔬菜蛋炒飯

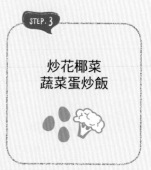

### STEP. 4
彩椒切條狀

### STEP. 5
用一鍋滾水清燙
花椰菜、小玉米
等蔬菜約30秒
盛起

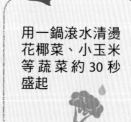

### STEP. 6
將所有食材分裝
至六個便當容
器，就完成了！

＊可淋上少許好油幫助
脂溶性維生素吸收

花生醬雞胸肉便當

熱量 519 kcal ｜碳水 23.2 g ｜脂肪 20.6 g ｜蛋白質 50.9 g（1份）

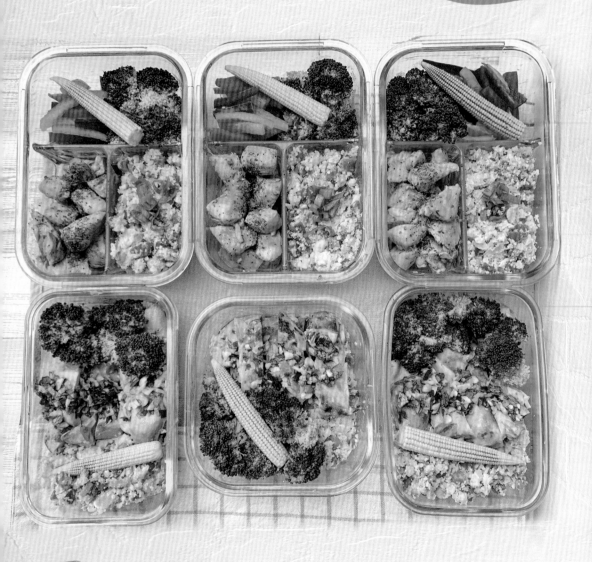

B

椒麻雞腿排便當

熱量 428 kcal ｜碳水 22 g ｜脂肪 14.3 g ｜蛋白質 51.4 g（1份）

* 分量隨意的蔬菜熱量和調味料未計入。

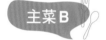

主菜 A

| 熱量 | 碳水 | 脂肪 | 蛋白質 |
|---|---|---|---|
| 366 kcal | 5.2 g | 14.8 g | 41.8 g |

* 以上為 1 份的數值。

## 花生醬雞胸肉

**材料**（3份）

雞胸肉 500g（洗淨，先使用鹽水浸泡約 15 分鐘後，切成適口大小）
橄欖油 10ml
〔調味料〕：無糖花生醬 45ml ／醬油 15ml ／蒜末 7ml ／
紅辣椒醬 15ml ／蜂蜜 15ml（可不加）／檸檬汁 1/2 顆／
椰奶 100ml ／鹽巴＆黑胡椒適量

### 作法

1　平底鍋中倒入油，將切好的雞胸肉放入，煎至八分熟。

2　將所有調味料混合之後倒入鍋中，持續攪拌翻炒，煮至雞肉熟透了就完成！

主菜 B

| 熱量 | 碳水 | 脂肪 | 蛋白質 |
|---|---|---|---|
| 275 kcal | 4.0 g | 8.5 g | 42.3 g |

* 以上為 1 份的數值。

## 椒麻雞腿排

**材料**（3份）

去骨雞腿排三隻（約 450g）／鹽巴＆黑胡椒適量／高麗菜切絲 1/6 顆
〔調味料〕：醬油 60ml ／檸檬汁 1/2 顆／椰糖 10g ／魚露 30ml ／
香油（或椒麻油）5ml ／蒜末 4~5 瓣／香菜末適量／
辣椒末適量

### 事前準備

1　處理雞腿：把較肥的部份切掉，將雞肉紋理稍微切斷，兩面灑一些鹽巴與胡椒塗抹均勻。

2　取一小碗，將調味料混合在一起做醬汁。

### 作法

1　取一不沾平底鍋，不放油、開中小火，直接將雞皮那一面朝下，煎至酥脆金黃，再翻面煎 1~2 分鐘。
　　* 一定要等到雞皮脆了上色再翻面，顏色才會漂亮而且雞肉不會過熟。

2　待雞肉熟透後，將雞肉取出瀝油、切塊。

3　將高麗菜絲先放入便當盒中，再放入切塊的雞腿肉，淋上醬汁即完成！
　　* 建議想減脂的人，吃之前可以把皮剝掉，這道料理熱量的計算為去皮後的熱量。

**熱量** *153* kcal │ **碳水** *18* g │ **脂肪** *5.8* g │ **蛋白質** *9.1* g（1 份）

# 花椰菜蔬菜蛋炒飯

## 材料（6 份）

白花椰菜 1 顆（約 500g）／雞蛋 3 顆／橄欖油 10ml ／蒜末 4~5 瓣
冷凍綜合火腿蔬菜 600g ／鹽巴適量／黑胡椒適量／七味粉適量
蔥花適量

## 事前準備

1　白花椰菜洗淨，將根部切除（或是將外皮削除），切塊後放入食
物調理機打碎，沒有調理機的話，可以用菜刀盡量將花椰菜切細
碎。

　　* 放入調理機打碎的話，不要打太久，會水水的，讓顆粒和米粒差不多大即可。

2　將雞蛋打成蛋液。

## 作法

1　平底鍋倒入油，加入蒜末炒香，倒入蛋液，中小火煎至底部稍微
凝固後，翻炒成炒蛋。

2　加入白花椰菜與冷凍綜合蔬菜一起拌炒至熟。

3　最後依照個人口味加入適量鹽巴、黑胡椒、七味粉調味，最後撒
上蔥花即可。

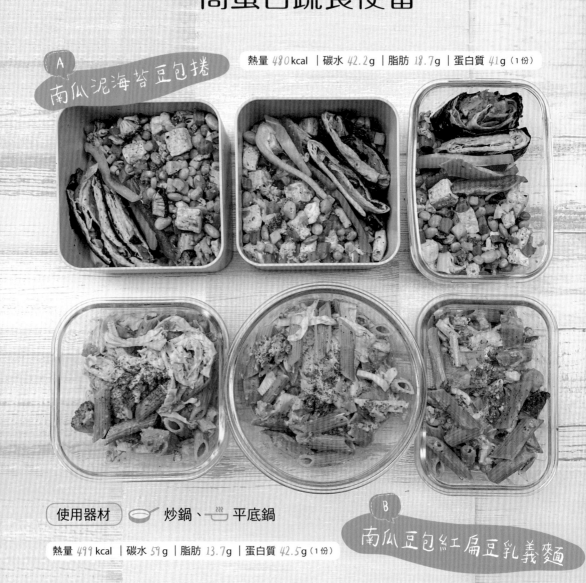

組合 3 高蛋白蔬食便當

A 南瓜泥海苔豆包捲

熱量 480 kcal ｜碳水 42.2 g ｜脂肪 18.7 g ｜蛋白質 41 g （1份）

使用器材 炒鍋、平底鍋

B 南瓜豆包紅扁豆乳義麵

熱量 499 kcal ｜碳水 59 g ｜脂肪 13.7 g ｜蛋白質 42.5 g （1份）

| 熱量<br>480 kcal | 碳水<br>42.2 g | 脂肪<br>18.7 g | 蛋白質<br>41 g |
| --- | --- | --- | --- |

\* 以上為 1 份的數值。

**主菜 A**

## 南瓜泥海苔豆包捲

**材料**（3 份）

南瓜 200g ／乾香菇 3~4 朵／生豆包 250g ／
海苔片 2 張／橄欖油 5ml
〔調味料〕：白胡椒粉適量、鹽巴一小匙

**作法**

1. 南瓜洗淨切塊後，用電鍋蒸軟，使用叉子壓成泥狀；乾香菇清洗後，用水泡軟、切丁。

2. 把南瓜泥、乾香菇丁、適量白胡椒粉和一小匙鹽巴混勻，做成香菇南瓜泥。

3. 將豆包攤開，放上合適大小的海苔片，將南瓜泥平鋪在海苔片上，捲起來。

4. 平底鍋倒入約 5ml 的油，將南瓜豆包捲放入，兩面煎成金黃色即完成。最後切半放入便當盒即可。

配菜

## 咖哩豆腐炒毛豆蔬菜

**材料**（3 份）

花椰菜、小玉米、杏鮑菇、彩椒分量隨意／橄欖油 5ml ／
板豆腐 300g ／蒜末 2~3 瓣／毛豆仁 150g ／冷凍蔬菜 300g
〔調味料〕：鹽巴適量（依個人口味）／黑胡椒粉適量／咖哩粉適量／
　　　　　七味粉適量（可不用）

**作法**

1. 將所有蔬菜洗淨後切碎，板豆腐切丁。

2. 不沾炒鍋中加入一半的油，稍微熱鍋後放入板豆腐，將四面煎至金黃色後取出。

3. 將剩下的油倒入步驟 1 的不沾炒鍋中，加入蒜末炒香，再加入毛豆仁、冷凍蔬菜和切碎的蔬菜持續拌炒，最後加入調味料，即可完成！

PART
03

PEI 的 54 道健身食譜　一次做好 6 個便當

\* 以上未特別註明皆為 1 份的數值，分量隨意的蔬菜熱量和調味料未計入。

| 熱量 | 碳水 | 脂肪 | 蛋白質 |
|------|------|------|--------|
| 499 kcal | 59 g | 13.7 g | 42.5 g |

* 以上為 1 份的數值。

# 南瓜豆包紅扁豆乳義麵

**材料**（3份）

南瓜 300g ／紅扁豆義大利麵 150g ／無加糖濃豆漿 300ml
飲用水 200ml ／橄欖油 10ml ／生豆包 250g ／乾香菇 3~4 朵
蒜末 2~3 瓣／花椰菜、小玉米、杏鮑菇、彩椒分量隨意
〔調味料〕：鹽巴適量（依個人口味）／黑胡椒粉適量／義大利香料適量

## 事前準備

1 南瓜洗淨切塊後，用電鍋蒸軟，使用叉子壓成泥狀。

2 乾香菇清洗後，用水泡軟、切丁。

3 將蔬菜洗淨後切碎。

4 生豆包切條狀。

## 作法

1 煮一鍋水，水滾後放一匙鹽，將紅扁豆義大利麵放入煮 5 分鐘，
取出後加入 3ml 橄欖油，避免麵條黏在一起。
* 煮麵水和水滾放的鹽不含在材料內。

2 取一大炒鍋，加入油、香菇丁和蒜末炒出香氣，依序加入南瓜泥、
豆包條、義大利麵、一半的濃豆漿和一半的飲用水，燉煮到豆包
軟爛。

3 加入另一半濃豆漿和另一半的飲用水，加入事先準備好的蔬
菜，拌炒一下至醬汁收汁，最後再加入調味料就完成了。

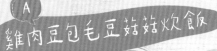

組合 4 **雞肉豆包好飽便當**

A 雞肉豆包毛豆菇菇炊飯　　熱量 *500* kcal ｜ 碳水 *59* g ｜ 脂肪 *11.5* g ｜ 蛋白質 *47.5* g（1 份）

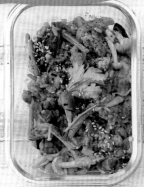
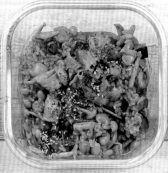
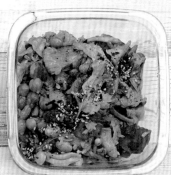

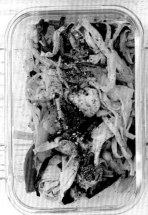
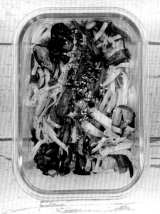
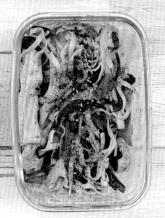

使用器材 📷 電鍋、🍳 平底鍋

熱量 *443* kcal ｜ 碳水 *39.8* g ｜ 脂肪 *11.5* g ｜ 蛋白質 *47* g（1 份）

B 韭菜雞肉豆包炒麵

* 分量隨意的蔬菜熱量和調味料未計入。

101

| 熱量 | 碳水 | 脂肪 | 蛋白質 |
|---|---|---|---|
| 463 kcal | 41.6 g | 11.5 g | 46.7 g |

* 以上為 1 份的數值。

# 雞肉豆包毛豆菇菇炊飯

**材料**（3份）*以下食材均為生重

鷹嘴豆 50g ／五穀米 120g ／乾香菇 3~4 朵／生豆包 125g（約 2~3 片）／蘆筍隨意／鴻禧菇 1 包／牛番茄 1 顆／（去皮）雞腿 300g ／蒜末 2~3 瓣／毛豆仁 50g ／高湯或飲用水 200ml ／香菜隨意（可加）
〔調味料〕：香菇素蠔油 45ml ／味醂 15ml ／黑胡椒粉適量／白胡椒粉適量／鹽巴 1 小匙／七味粉適量（可不加）

## 事前準備

1 鷹嘴豆洗淨後泡水泡過夜，豆體會膨脹變大，將泡過的水倒掉，並清洗豆子。（也可使用罐頭）

2 五穀米先浸泡 1.5 小時備用。

3 乾香菇清洗後，用水泡軟、切絲。

4 豆包洗淨切條狀，蘆筍洗淨切段，鴻禧菇切除根部，洗淨後用手剝小塊，牛番茄洗淨免切。

## 作法

1 先將雞腿切塊，放入平底鍋、雞皮朝下，用中小火油煎先逼出油脂，再加入香菇、鴻禧菇、蒜末一同翻炒至雞肉八分熟。（減脂可事先將雞腿去皮）

2 取電鍋內鍋，將事先浸泡好的五穀米、鷹嘴豆先放入，再依序加入步驟 1、豆包條、蘆筍、鴻禧菇、牛番茄、毛豆仁、調味料和高湯（或飲用水）。

3 電鍋外鍋加 1.5 杯水，按下開關；等電源跳起後，再燜 10 分鐘。

4 開鍋後，撒上些許香菜，攪拌均勻即可。
* 試試味道，可依照個人口味再增減鹽巴。

熱量
499 kcal

碳水
59g

脂肪
13.7g

蛋白質
42.5g

* 以上為 1 份的數值。

PART
03

PEI
的
54
道
健
身
食
譜

一
次
做
好
6
個
便
當

主菜 B

# 韭菜雞肉豆包炒麵

**材料**（3份）*以下食材均為生重

雞胸肉 450g ／燕米麵 150g（可替換成自己喜歡的麵條）／洋蔥 1/2 顆／
紅蘿蔔 1/4 條／生豆包 125g（約 2~3 片）／韭菜 2 把／乾香菇 3~4 朵／
豆芽菜分量隨意／橄欖油 15ml ／蒜泥約 3~4 瓣／小玉米分量隨意／
鹽巴適量

〔雞胸肉醃料〕：米酒 10ml ／鹽 1 小匙／胡椒粉適量／蒜末適量
〔醬汁〕：蠔油 45ml ／醬油 15ml ／糖 5ml ／飲用水 100ml
〔調味料〕：白胡椒粉適量／黑胡椒粉適量／七味粉適量（可不加）

## 事前準備

1 先醃雞肉：將雞胸肉洗淨切塊，將醃料加入、按摩雞肉後靜置約
15 分鐘。

2 煮麵條：麵條依據煮法說明先煮好放置一旁。
* 可以加入少許油拌勻避免沾黏。

3 處理蔬菜：洋蔥和紅蘿蔔切絲，豆包切絲，韭菜切段，乾香菇洗淨
後泡開切絲，豆芽菜洗淨去頭尾。

4 把醬汁拌勻。

## 作法

1 平底鍋中加入一半的油燒熱，再加入蒜泥、香菇炒香，再加入洋蔥
和紅蘿蔔絲，炒軟後先取出，放一旁備用。

2 同一平底鍋加入另一半的油，加入雞肉兩面炒至 8 分熟，加入步
驟 1，再依序加入豆包、韭菜、小玉米、豆芽菜與醬汁，持續翻炒
至蔬菜軟熟。

3 最後加入調味料，翻炒一下後即完成。

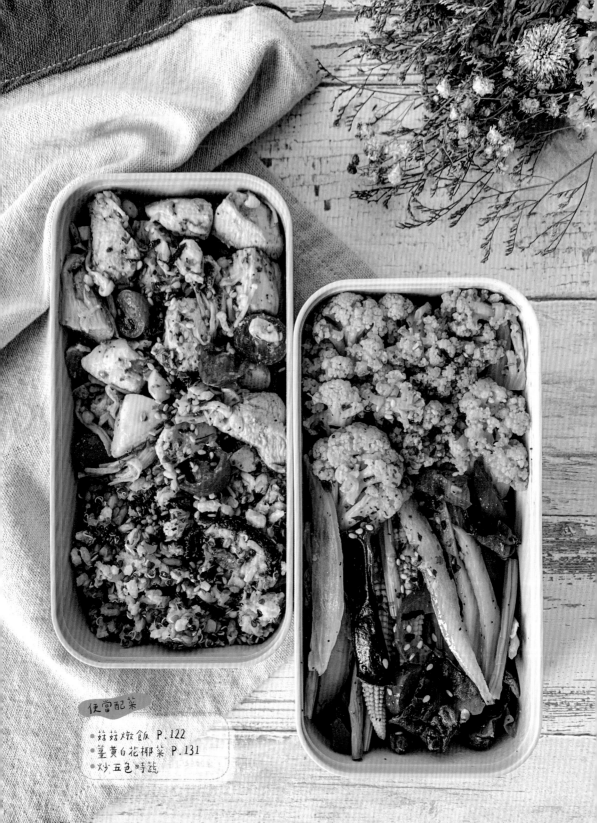

便當配菜

• 菇菇燉飯 P.122
• 薑黃白花椰菜 P.131
• 炒五色時蔬

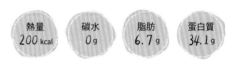

蛋白質

# 番茄菇菇雞便當

| 熱量 200 kcal | 碳水 0 g | 脂肪 6.7 g | 蛋白質 34.1 g |
| --- | --- | --- | --- |

*以上為 1 份的數值，不含蔬菜配菜。

## 材料（2人份）

雞胸肉…300g
橄欖油…10ml
蒜末…3 瓣
金針菇…1 把（去除根部，切三段）
小番茄…數顆（切半）
飲用水…少許
鹽巴…適量
黑胡椒…少許

## 作法

1　將雞胸肉切丁後，泡鹽水約 10 分鐘。

2　橄欖油倒入平底鍋中，油熱後將蒜末炒香，加入雞胸肉煎至8分熟。

3　加入金針菇和小番茄，再加點水、蓋上鍋蓋（幫助食材快熟），燜一下讓食材全熟後掀蓋，最後加入鹽巴及黑胡椒調味即完成！

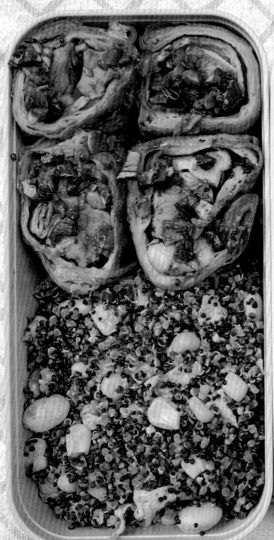

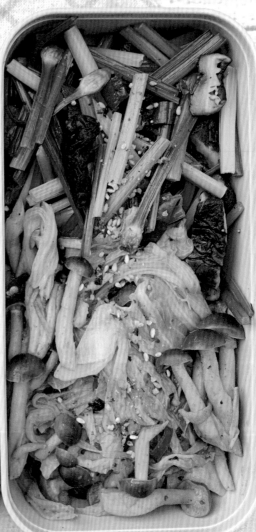

蛋白質

# 蒜香豆包雞腿便當

| 熱量 | 碳水 | 脂肪 | 蛋白質 |
|---|---|---|---|
| 320 kcal | 3.7g | 12.9g | 49g |

\* 以上為 1 份、雞腿去皮的數值，不含配菜。

## 材料 （3人份）

去骨雞腿排…300g
（2 片，帶皮）
雞腿醃料
　鹽巴…適量
　黑胡椒…適量
生豆包…250g（約 6 片）
海苔片…3 大片
調味料
　昆布醬油…2 大匙
　味醂…2 大匙
　蒜末…3~4 瓣

## 事前準備

1　處理雞腿：將雞腿較肥的部份切掉，將雞肉紋理稍微切斷，灑一些鹽巴與胡椒，在肉的那一面塗抹均勻。

2　將調味料混合調勻備用。

## 作法

1　取不沾平底鍋，不放油，開中小火，直接將雞皮那一面朝下，煎至酥脆金黃再翻面煎 1~2 分鐘待雞肉熟透。將雞肉取出瀝油後，切成條狀（一片切六條，減脂可去皮）。

2　將豆包攤開，放上 1/2 片大海苔片，放上 2 條雞腿肉，包起來。以此類推，將所有切好的雞腿肉條包起來。

3　利用步驟 1 剩下來的油，直接將豆包雞腿捲放入平底鍋中煎。將每一面都煎至金黃酥脆感後關火，淋上調味料收汁，即可完成！

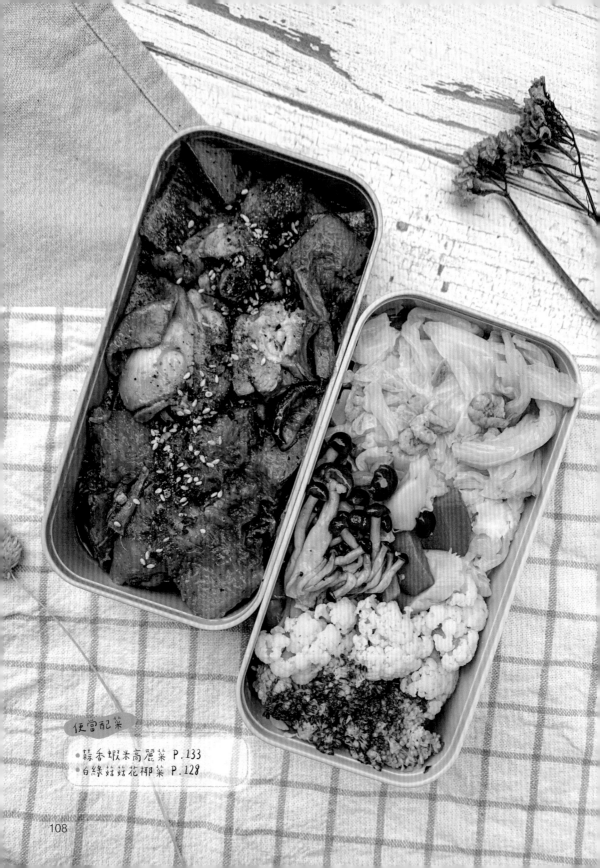

便當配菜

● 蒜香蝦米高麗菜 P.133
● 白綠菇菇花椰菜 P.128

# 香菇南瓜燒雞腿

蛋白質＋澱粉

| 熱量 | 碳水 | 脂肪 | 蛋白質 |
|------|------|------|--------|
| 430 kcal | 43.7 g | 9 g | 46.8 g |

* 以上為 1 份、雞皮去皮的數值，不含配菜和調味料。

## 材料 （1人份）

雞腿肉…150g（去皮、切塊）

乾香菇…2~3朵（用水泡開切絲）

老薑…適量（切絲）

南瓜…250g（切塊）

水…150ml

香菇素蠔油…20ml

味醂…10ml

## 作法

1 平底鍋放入雞腿肉，用中小火慢煎，逼出油脂，大約 8 分熟後先用盤子盛起備用。

2 同一鍋不洗鍋，直接加入香菇和老薑炒香。

3 放入切塊的南瓜、步驟 1、水、蠔油和味醂，上鍋蓋燜，煮至收汁，即可完成！

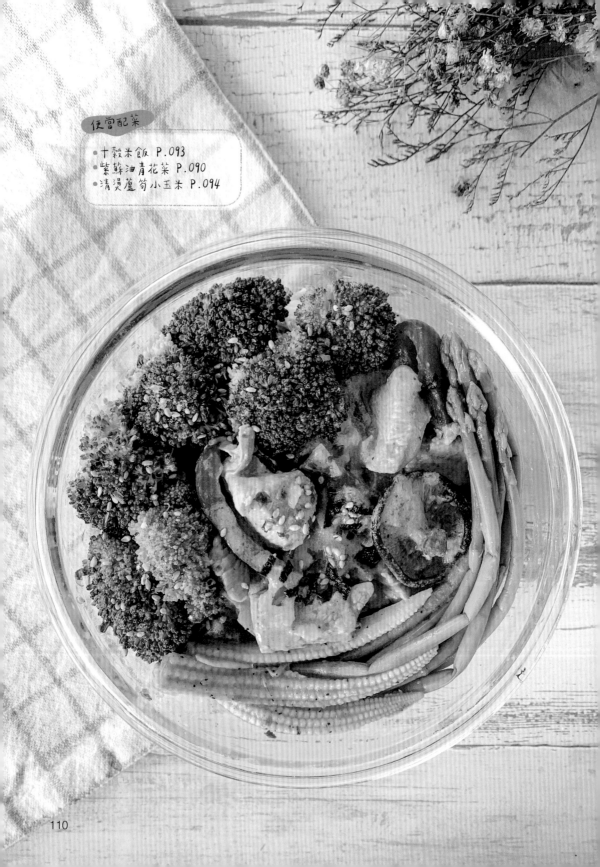

便當配菜

蛋白質

# 泰式紅椒
# 綠咖哩雞

| 熱量 | 碳水 | 脂肪 | 蛋白質 |
|------|------|------|--------|
| 310 kcal | 2.8 g | 17.5g | 35 g |

\* 以上為 1 份的數值，不含配菜。

## 材料 （2人份）

雞胸肉⋯300g

椰子油⋯5ml

蒜頭⋯3 瓣（切片）

辣椒少許（切片）

洋蔥⋯140g（1/2 顆，切絲）

紅椒⋯60g（1/2 顆，切細條狀）

椰漿⋯150ml

泰式綠咖哩醬⋯20g

\* 我使用藍象牌

水⋯150ml

魚露⋯5ml

檸檬汁⋯少許

咖哩粉⋯適量

椰糖⋯5g

鹽巴／柴魚粉⋯適量

## 作法

1 先將雞胸肉切丁後，泡鹽水約 10 分鐘。

2 平底鍋中下一些椰子油，將蒜頭、辣椒炒香，再加入洋蔥炒至透明色。

3 再放點油，加入咖哩醬炒香後轉小火，加入椰漿與水煮滾。

4 再加入雞胸肉、紅椒，烹煮收汁至喜歡的稠度，最後加入魚露、檸檬汁、適量咖哩粉、椰糖與適量的鹽巴或柴魚粉調味，即可完成！

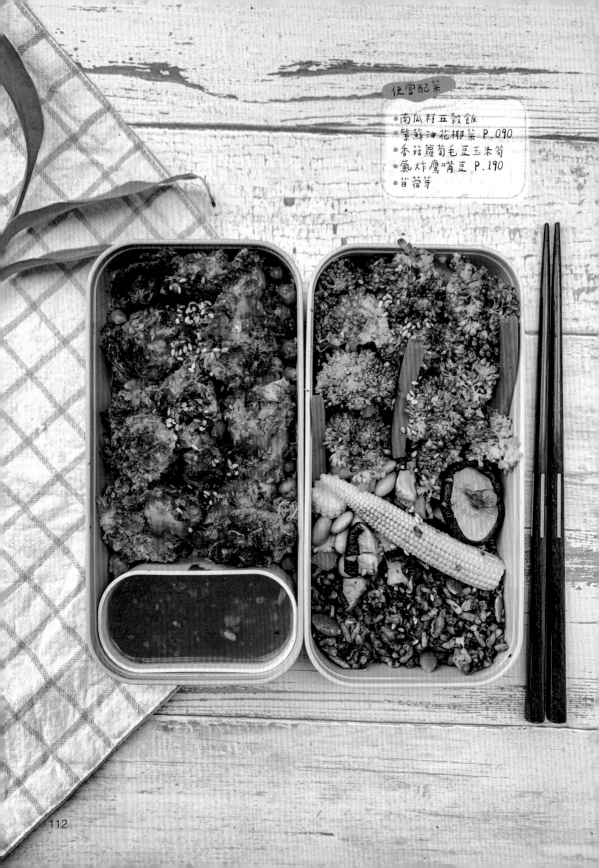

便當配菜

- 南瓜籽五穀飯
- 紫蘇油花椰菜 P.090
- 香菇蘿蔔毛豆玉米筍
- 氣炸鷹嘴豆 P.190
- 苜蓿芽

112

蛋白質

# 泰式咖哩
# 偽炸雞

| 熱量 263 kcal | 碳水 20 g | 脂肪 2.5 g | 蛋白質 37.8 g |

\* 以上為 1 份的數值，配菜、油與泰式辣醬未計入熱量。

## 材料 （1人份）

雞胸肉…約 150g（1 片）

燕麥脆片 Whitbix… 2 片

（也可使用燕麥片 50g）

橄欖油 / 酪梨油…適量

（用於氣炸）

調味料

　米酒 1 又 1/2 小匙

　醬油 1 又 1/2 小匙

　鹽…少許

　胡椒粉…少許

　咖哩粉…少許

## 作法

1 將雞胸肉切塊，加入調味料，醃製約半小時
（或醃隔夜也可）。

2 燕麥脆片打碎，裹上雞胸肉，確保每塊每面
都有沾到。

3 將步驟 2 的表面噴上些許的橄欖油或酪梨
油；氣炸鍋調 180℃，先預熱 5 分鐘，接著
把雞胸肉放入，炸約 5-10 分鐘。

4 翻面，再噴上些許油，以 180℃烤 5 分鐘即
完成。

### TIPS

● 吃的時候可以搭配泰式辣醬沾著吃。

● 氣炸時間依照鍋具品牌不同會有些許差
異，可以不時查看，確保雞肉不要焦掉。
（也可以使用烤箱）

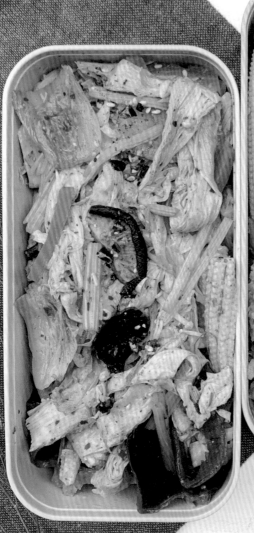
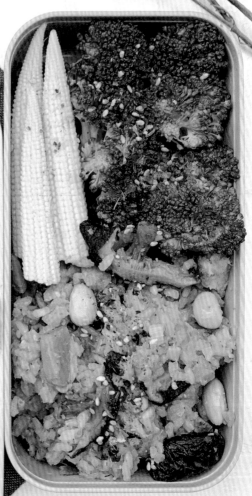

便當配菜

• 紫蘇油花椰菜小玉米 P.090
• 芋頭香菇炊飯 P.120

蛋白質

# 泡菜芹菜豆包麵

| 熱量 | 碳水 | 脂肪 | 蛋白質 |
|------|------|------|--------|
| 268 kcal | 5.6 g | 15.6 g | 31.6 g |

\* 以上為 1 份的數值，不含配菜和調味料

## 材料 （2人份）🌱蔬食料理

橄欖油⋯10ml

老薑⋯10g（切絲）

乾香菇⋯2~3 朵（泡水後切絲）

紅蘿蔔⋯約 4 公分大小（切絲）

豆包⋯250g（切條狀）

芹菜⋯一把（去葉、切段）

新鮮黑木耳⋯3 朵（切絲）

泡菜⋯隨意

味醂⋯10ml

黑胡椒⋯適量

鹽巴⋯適量

\* 依據泡菜鹹度自行增減

## 作法

1　平底鍋放入油，放入老薑絲、香菇、紅蘿蔔絲炒香。

2　加入豆包條，炒至豆包些許上色。

3　加入芹菜、黑木耳絲、泡菜，倒入一些泡菜汁拌炒，最後加入味醂和黑胡椒，依據口味添加少許鹽巴後，就完成了！

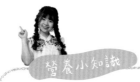

營養小知識

　　泡菜中的益生菌，對腸胃健康有益，而蔬菜和豆類，可以提供益生菌養分，搭配一起吃，就能讓益生菌在腸胃道中健康生長，改善腸胃狀況。

　　根據美國名醫斯托克(Travis Stork)所說，透過益生菌、高纖維蔬果和好的穀物，再搭配植物性蛋白質與脂肪，來增加好菌並改善整個腸道的環境，不僅可以減重，更能減少慢性疾病的發生機率。

　　腸道養菌的飲食方式，可以提高代謝力和腸道功能，更有助於提升免疫功能和神經功能，真的是「腸胃好，人不老」喔！

便當配菜

•紫蘇油花椰菜 P.090
•炒芹菜木耳蘿蔔
•氣炸（烤）椒鹽鷹嘴豆 P.190

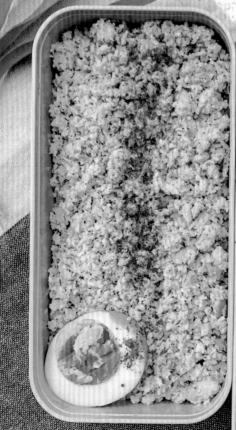

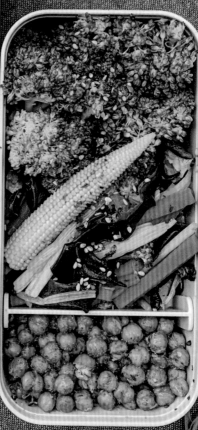

蛋白質

# 薑黃豆包
# 偽炒飯

| 熱量 | 碳水 | 脂肪 | 蛋白質 |
|---|---|---|---|
| 267 kcal | 7.1g | 14.3g | 33.5g |

\* 以上為 1 份的數值，不含配菜。

## 材料 （2人份）蔬食料理

豆包…250g
無水奶油…5g
\* 也可改用橄欖油／苦茶油／酪梨油

蒜末…約 2 瓣
冷凍毛豆…30g
薑黃粉…少許
海鹽…少許
黑胡椒…少許

## 作法

1　將豆包放入調理機打碎（或是用菜刀盡量切碎）。

2　平底鍋放入奶油，和蒜末炒香，加入步驟 1 和冷凍毛豆拌炒。

3　加入適量薑黃粉讓豆包均勻上色，加入少許海鹽與黑胡椒調味後就完成了！

! 注意：有腎臟疾病、胃潰瘍、膽管堵塞、急性肝衰竭的人及孕婦不適合食用薑黃，最好諮詢過醫生。

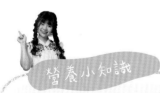

營養小知識

　　薑黃中的「薑黃素」有抗炎的特性，也是很強的抗氧化劑，而它本身是脂溶性的，搭配像 GHEE 無水奶油或椰子油，除了添加風味之外，也讓薑黃素能更容易被身體吸收；另外，搭配黑胡椒的話，也能提高薑黃素的吸收率！

　　薑黃還有其他對身體的好處，例如：提高新陳代謝／幫助減脂、避免脂肪堆積／幫助消化／增強記憶力和腦功能／抗老化、抗氧化。

　　然而，所有的食物與營養素，都應該適量攝取，不是愈多愈好喔！

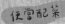

便當配菜

• 毛豆玉米黎麥蛋炒飯 P.124
• 韭菜香菇木耳 P.132
• 薑黃白花椰菜 P.131

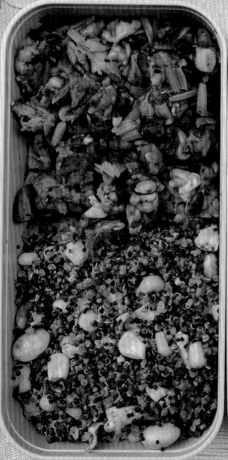

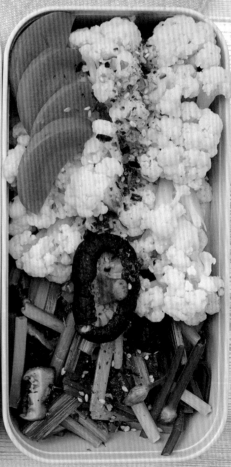

蛋白質

# 芹菜香菇天貝便當

| 熱量 262 kcal | 碳水 15.4g | 脂肪 12.5g | 蛋白質 21.3g |
|---|---|---|---|

＊以上為 1 份的數值，不含配菜。

## 材料 （1人份）🌿蔬食料理

橄欖油…5ml
天貝…100g（切丁）
乾香菇…3 朵（泡水後切丁）
芹菜…50g（約半把，切丁）
辣椒…少許（切片）
醬油…適量
鹽巴…適量
黑胡椒…適量

## 作法

1　平底鍋倒入一半的油，讓油均勻地鋪滿鍋底，放入天貝稍微煎一下後，盛出備用。

2　再倒入另一半的油，將香菇、芹菜一起拌炒炒香。

3　倒入步驟 1 一起拌炒，依據個人口味加入適量辣椒、醬油、鹽巴和黑胡椒調味，即可完成！

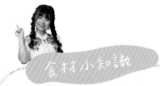

食材小知識

天貝（tempeh）　＊天貝可購於印尼商店或網路平台

　　看起來像牛軋糖，吃起來像薯餅，是來自印尼的傳統食品，有豐富的蛋白質、胺基酸和食物纖維；對於素食者來說，是取代肉類的最佳蛋白質來源。

## 芋頭香菇炊飯

澱粉主食

| 熱量 195 kcal | 碳水 36.2 g | 脂肪 2.7 g | 蛋白質 5.3 g |

*以上為 1 份的數值。

### 材料 （4人份）

芋頭…200g
糙米（或白米）
…約 300g（2 杯）
香菇…5 朵
蝦米…20g
橄欖油…10ml
蒜末…2 瓣
香菇素蠔油…20ml
味醂…10ml
鹽巴…1 茶匙
白胡椒…適量
黑胡椒…適量
芹菜…1 支（切末）
毛豆…50g

### 事前準備

1. 芋頭切成小方塊。

2. 糙米洗淨，在電鍋的內鍋中加入 2.5 杯水，泡水靜置 30 分鐘。

3. 將香菇放入糙米水中泡軟後切絲。

4. 蝦米洗淨、泡水，稀釋鹽份。

### 作法

1. 平底鍋中倒入橄欖油，開中小火熱鍋後，將蒜末、香菇絲和蝦米下鍋炒香，再加入芋頭拌炒一下，最後加入蠔油與味醂拌炒調味。

2. 將步驟 1 的材料倒在糙米上，加入鹽巴、白胡椒和黑胡椒。外鍋加 2.5 杯水，蓋上電鍋鍋蓋熟後，再悶 30 分鐘。

3. 起鍋前，加入芹菜末和燙過的毛豆，攪拌均勻就完成了！

4. 蒸熟之後，若覺得味道不夠，可以再依個人口味，斟酌加入鹽巴或是醬油。

### TIPS

- 使用電鍋的話可以省略步驟 1，直接將所有材料放入按下炊飯，只是香氣會有些差別。
- 為了保持鮮豔的綠色，如果不在意顏色，芹菜末和毛豆也可以一開始就加入。

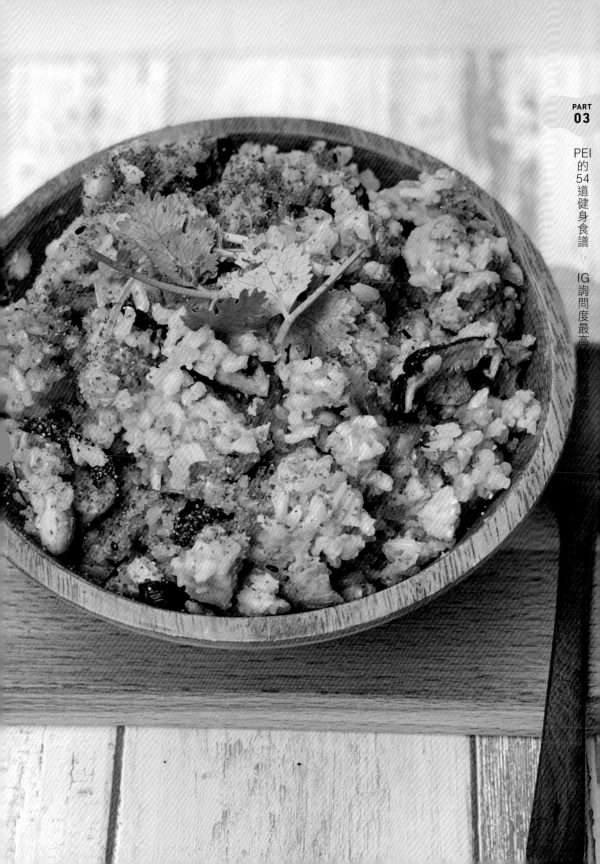

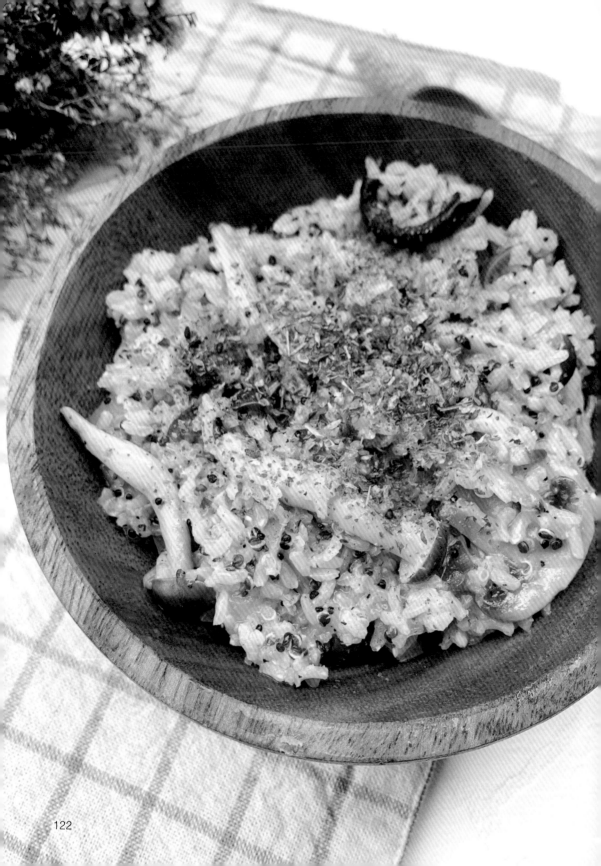

澱粉主食

# 菇菇燉飯

| 熱量 | 碳水 | 脂肪 | 蛋白質 |
|------|------|------|--------|
| 204 kcal | 34.8 g | 4.4 g | 3.9 g |

* 以上為 1 份的數值。

## 材料 （4人份）🌱蔬食料理

米…150g（1 杯）
乾香菇…10g
水…500ml
藜麥…20g
* 增色、增添口感與營養，也可以不加。

椰子油…5ml
無水奶油…10ml
蒜末…2-3 瓣
洋蔥…70g（1/4 顆，切丁）
鴻禧菇…65g
（1/2 包，撕成小塊）
蘑菇…55g
（3-4 顆，切 1/2~1/4 片）
白酒（米酒）…50ml
杏仁奶…100ml
* 沒有杏仁奶也可以用鮮奶、豆奶代替。

調味料
| 鹽巴、黑胡椒粉、七味粉、
| 自己喜愛的香草
   * 可依自己口味適量加入

## 事前準備

1 將米與乾香菇洗淨，與 500ml 水一起浸泡 30 分鐘。

2 藜麥只要洗淨後靜置一旁，不需要浸泡，等等另外加入。

## 作法

1 平底鍋加入椰子油與無水奶油，與蒜末、洋蔥丁和香菇丁拌炒出香氣。

2 加入鴻禧菇、蘑菇拌炒一下，加入浸泡過的藜麥米炒至有點透明，加入白酒（或米酒），持續攪拌至滾。

3 加入先前泡過香菇的水，蓋上鍋蓋，用小火煮約 15 分鐘。

4 起鍋後加入植物奶，持續攪拌收汁至自己喜歡的稠度，再加入鹽巴、黑胡椒，最後加入適量的七味粉和自己喜歡的香料，即可完成！

### TIPS

● 可以使用家裡現有的油品，只是椰子油與無水奶油會更香。
● 在吃的時候，可以拌入些許切碎的無調味堅果，增添口感香氣與營養。

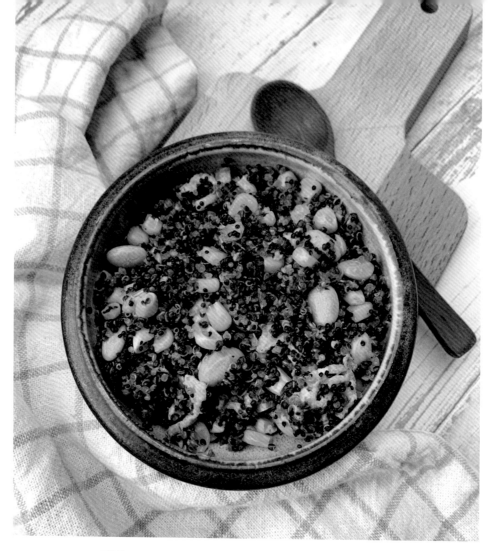

澱粉主食

# 毛豆玉米
# 藜麥蛋炒飯

| 熱量 | 碳水 | 脂肪 | 蛋白質 |
|------|------|------|--------|
| 194 kcal | 21 g | 7.7 g | 9 g |

* 以上為 1 份的數值。

**材料** （2人份）🍴蔬食料理

藜麥…40g

橄欖油…5ml

蒜末…2 瓣

毛豆…50g

玉米粒…50g

雞蛋…50g（1 顆，打成蛋液）

鹽巴…適量

黑胡椒…適量

## 煮藜麥

將藜麥放在小細網的篩網中，沖洗數次，將帶有苦味的「皂素」去除。

### ● 電鍋煮法
藜麥與水以 1：1 的比例放入電鍋，外鍋放入一杯水，煮熟即可。

### ● 水煮法
藜麥放入鍋裡，藜麥與水以 1：2 的比例，蓋上鍋蓋後用大火加熱，等到水沸騰，再轉為小火，煮 10 至 15 鐘即可。

## 作法

1　平底鍋放一半的油與蒜末炒香，再加入毛豆和玉米粒拌炒。

2　鍋中騰出一些空間，加入剩下的油，倒入蛋液，等待底部稍微凝固後炒開。

3　加入藜麥拌炒一下，起鍋前加入鹽巴和黑胡椒調味，即可完成。

### TIPS

● 白藜麥烹煮時間較短，黑藜麥需要較長，煮好的藜麥會膨脹，外圍會出現小鬚鬚，試吃看看，若中心已經變軟、沒有硬粒，就是煮好了。烹煮時間可以依照個人口味增減！

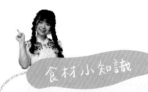

## 食材小知識

### 藜麥 (Quinoa)

藜麥是一種超級穀物，在國外被封為超級食物之一，含有非常豐富的胺基酸、礦物質和維生素，適量的加在每天的日常飲食當中，是非常好的營養補充品。

藜麥是營養價值很高的穀物，不僅蛋白質含量高於其他常見的穀物（如小麥、大麥、黑米、蕎麥等），也不含麩質，是素食者、麩質過敏和減脂飲食的好選擇。除此之外，比起其他的穀物，藜麥的 GI 值低、膳食纖維含量高，能增加飽足感，延緩餐後血糖的上升速度，有助於控制體重。

然而，未經處理過的藜麥，表層有一層皂苷，不僅味道苦、還會對腸道產生刺激，妨礙某些營養的吸收，還好現在市售的藜麥，大多已經把這層外皮去掉了。

藜麥主要有紅藜、白藜和黑藜三種，主要營養的差別並不大，口感上有較為明顯的差異，建議第一次嘗試的人可以選擇白藜麥，口感比較接近白米，也最容易買到；也可以像我一樣選擇三色藜麥，口感軟Q適中。

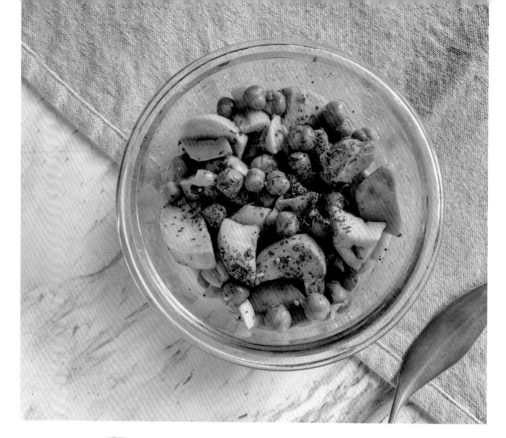

澱粉分主食

# 奶油杏鮑菇鷹嘴豆

| 熱量 207 kcal | 碳水 27g | 脂肪 7.3g | 蛋白質 9g |
|---|---|---|---|

* 以上為 1 份的數值。

## 材料 （1人份）

無水奶油…5g
* 無水奶油也可用以下油品代替：
橄欖油 / 苦茶油 / 酪梨油。

蒜末…1 瓣
杏鮑菇…20g（切小塊）
熟鷹嘴豆…100g
海鹽…少許
黑胡椒…少許

## 作法

1 平底鍋放入無水奶油，和蒜末炒香；加入杏鮑菇，不斷翻炒至軟嫩。

2 最後加入鷹嘴豆，灑上海鹽與黑胡椒後，拌炒均勻就完成了！
* 可撒些洋香菜粉裝飾。

126

## 澱粉主食

# 椰香玉米
# 芋泥

| 熱量 | 碳水 | 脂肪 | 蛋白質 |
|---|---|---|---|
| 157 kcal | 31.6 g | 2.7 g | 1.6 g |

* 以上為 1 份的數值，油未計入熱量。

### 材料 （2人份）

芋頭…200g
玉米粒…30g
椰子油…5g
椰糖…5g
鮮奶（植物奶）…20ml
味島香鬆…少許
鹽巴…少許
胡椒…少許

### 作法

1 芋頭切塊，用電鍋蒸熟、蒸軟。

2 把蒸好的芋頭塊放入碗中，用叉子壓至完全鬆散。

3 加入其他的材料，充分攪拌均勻就完成了。

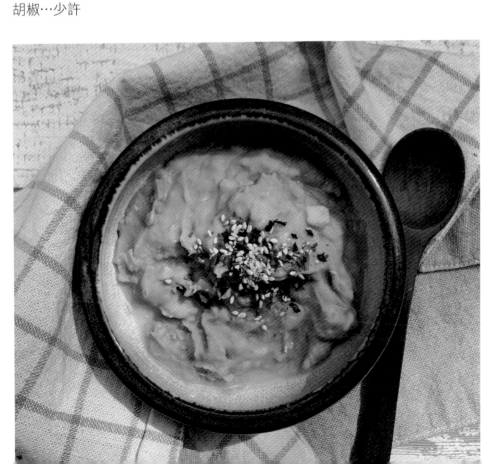

127

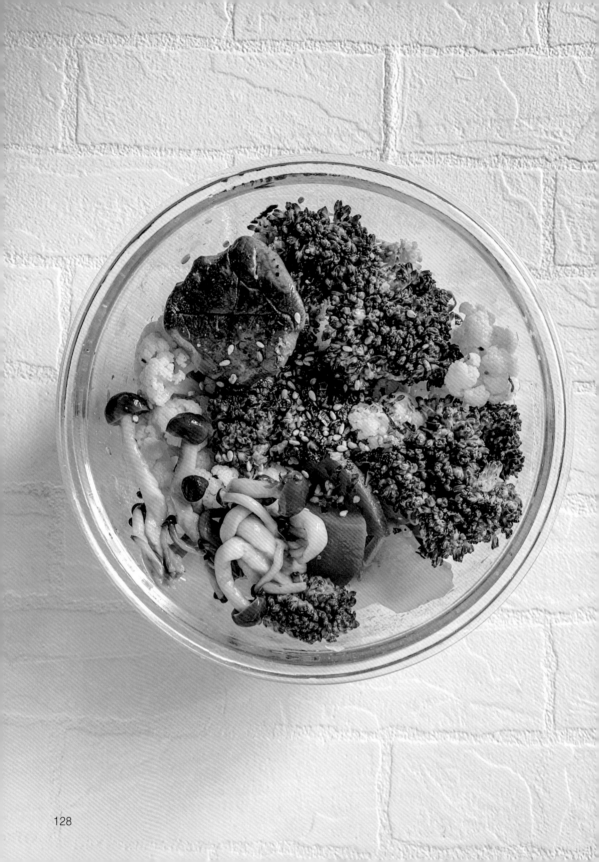

蔬菜

# 白綠菇菇
# 花椰菜

| 熱量 42 kcal | 碳水 8.3g | 脂肪 0.4g | 蛋白質 4.2g |

\* 以上為 1 份的數值，油未計入。

## 材料 （2人份）

白花椰菜…100g
綠花椰菜…100g
蒜末…2 瓣
紅蘿蔔…約 20g（切片）
飲用水…100ml
鴻禧菇…約 130g
\* 一包，不需洗，直接切除根部

海鹽…適量
紫蘇油…適量

## 事前準備

1　白花椰菜、綠花椰菜泡鹽水，靜置約 15 分鐘（讓蟲蟲釋出）。

2　沖洗花椰菜，切小朵，用菜刀將粗皮削除。

## 作法

1　先將白花椰菜、蒜末、紅蘿蔔片、花椰菜梗放入炒鍋，加一些飲用水，蓋上鍋蓋燜軟。

2　將綠花椰菜、鴻禧菇加入鍋中，蓋上鍋蓋燜至綠花椰菜轉為青綠色。

3　最後加入海鹽，將全部材料拌炒均勻調味。關火後或是要吃之前，再淋上紫蘇油拌一下，美味加倍！

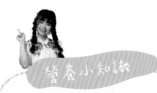

營養小知識

● 綠花椰菜的維生素 C 較容易流失，所以不需要烹煮太久。
● 花椰菜和紅蘿蔔含脂溶性維生素，搭配好的油脂一起吃，吸收效果較好。
● 紫蘇油含有高達 64% 的 omega3，可以平衡必需脂肪酸，降低身體發炎反應、幫助減脂，但須注意紫蘇油不耐高溫，最好涼拌，要特別注意喔！

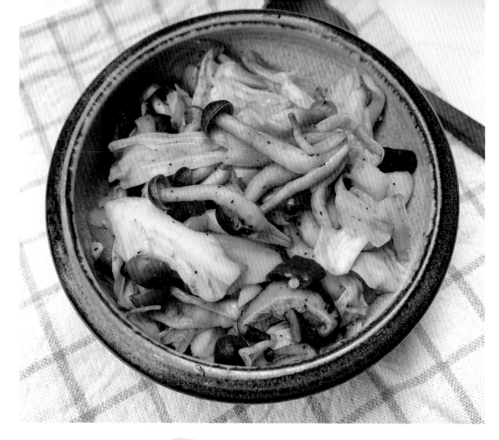

# 咖哩菇菇高麗菜

| 熱量 | 碳水 | 脂肪 | 蛋白質 |
|---|---|---|---|
| 60 kcal | 4.2 g | 2.4 g | 2.3 g |

\* 以上為 1 份的數值。

## 材料 （2人份）

高麗菜…150g
鴻禧菇… 65g（撕成小塊）
乾香菇…3 朵（切絲）
橄欖油…5ml
蒜末…2 瓣
辣椒片…少許（可選）
調味料
　黑胡椒…適量
　咖哩粉…適量
　鹽巴…適量

## 事前準備

1　高麗菜洗淨後剝成好入口的大小。

2　鴻禧菇不需清洗，直接切除根部，剝開。

3　乾香菇泡水，切絲。

## 作法

1　平底鍋放油，加入香菇和蒜末炒香，接著放入高麗菜和鴻禧菇，再加入少許泡過香菇的水，蓋上鍋蓋燜煮。

2　高麗菜熟了軟了之後，加入辣椒片與調味料，拌炒均勻後就完成了。

蔬菜

# 薑黃白花椰菜

| 熱量 | 碳水 | 脂肪 | 蛋白質 |
|---|---|---|---|
| 53 kcal | 3.8 g | 2.5 g | 2.9 g |

\* 以上為 1 份的數值。

## 材料 （1人份）

橄欖油…2.5ml
蒜末…1 瓣
白花椰菜…150g（切朵）
蘿蔔…約 20g（切片）
飲用水…100ml
薑黃粉…1/4 小匙
鹽巴…適量
黑胡椒…適量

## 作法

1　炒鍋中放入油與蒜末炒香後，放入白花椰菜、蘿蔔和飲用水，蓋上鍋蓋燜煮至白花椰菜軟爛。

2　加入薑黃粉、鹽巴、黑胡椒後，拌炒均勻，即可完成！

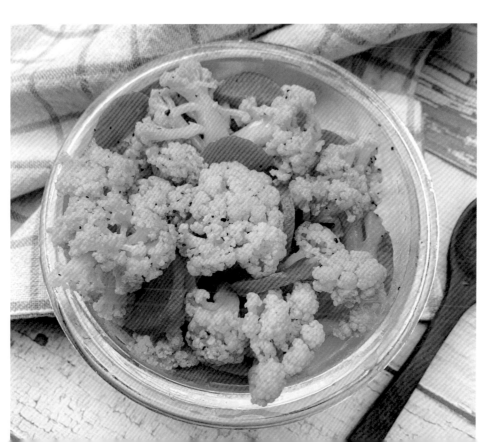

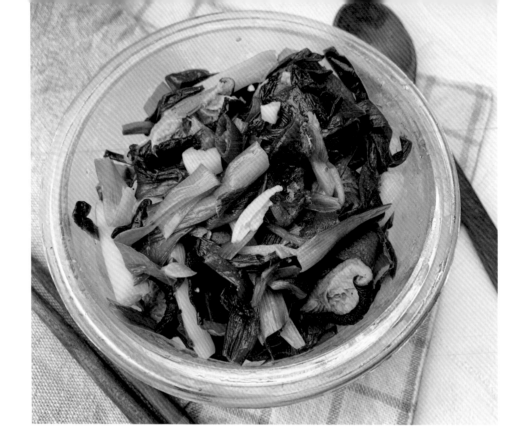

# 韭菜香菇木耳

| 熱量 | 碳水 | 脂肪 | 蛋白質 |
|------|------|------|--------|
| 51 kcal | 5 g | 2 g | 2.4 g |

\* 以上為 1 份的數值。

## 材料 （2人份）

橄欖油…5ml
乾香菇…4 朵（泡水後切絲）
\* 香菇水留著。

韭菜…200g（洗淨切段）
新鮮木耳…80g（洗淨切絲）
辣椒片…少許
\* 視個人口味加入。

鹽巴…適量
黑胡椒…適量

## 作法

1 平底鍋內放油，將香菇絲炒香後，加入韭菜、木耳，並倒入少許泡過香菇的水，蓋上鍋蓋燜煮。

2 待韭菜熟了軟了之後，加入辣椒片與調味料，拌炒均勻後即可完成！

# 蒜香蝦米高麗菜

| 熱量 | 碳水 | 脂肪 | 蛋白質 |
|---|---|---|---|
| 66 kcal | 6.7 g | 1.8 g | 6 g |

\* 以上為 1 份的數值。

## 材料 （4人份）

蝦米…30g
高麗菜…500g
橄欖油…5ml
蒜末…3 瓣
水…適量
鹽巴…1 小匙

## 事前準備

蝦米先泡熱水，稀釋鹽份。高麗菜洗淨，撕成適口的大小。

## 作法

1 平底鍋中加入油，加入蒜末與蝦米，用中小火拌炒一下爆香。

2 加入高麗菜與少許的水，蓋上鍋蓋悶煮。

3 待高麗菜熟了之後加入鹽巴調味，拌炒一下即可起鍋！

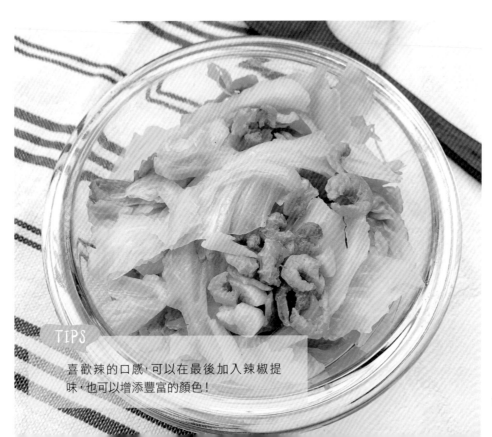

TIPS

喜歡辣的口感，可以在最後加入辣椒提味，也可以增添豐富的顏色！

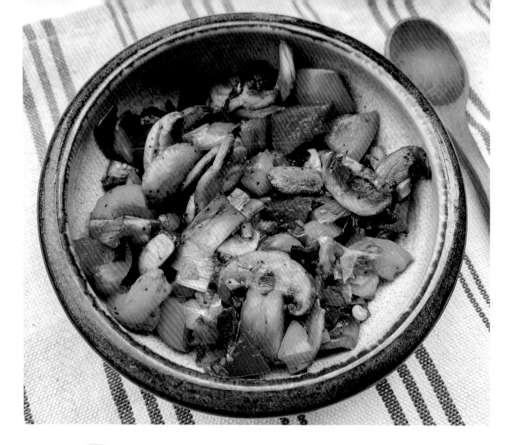

# 蘑菇彩椒

| 熱量 | 碳水 | 脂肪 | 蛋白質 |
|------|------|------|--------|
| 52 kcal | 5.7 g | 2.6 g | 1.9 g |

*以上為 1 份的數值。

## 材料 （2人份）

橄欖油…5ml
青蔥…30g（切碎）
蘑菇 4 顆…約 60g（切片）
紅彩椒…約 60g
（1/2 顆，切丁）

黃彩椒…約 60g
（1/2 顆，切丁）

調味料

　黑胡椒…適量
　醬油…適量

## 作法

1　平底鍋放油熱鍋，先放蔥白炒香，再加入蘑菇，炒出香味後，再放入甜椒炒至軟。

2　加入調味料，拌炒均勻後即可完成。

# 蒜辣涼拌小黃瓜

| 熱量 | 碳水 | 脂肪 | 蛋白質 |
|---|---|---|---|
| 42 kcal | 10 g | 0.2 g | 1 g |

\* 以上為 1 份的數值，油末計入熱量。

### 材料 （4人份）

小黃瓜…350g
大蒜…3 瓣（切末）
辣椒…1 小根（切碎）
米醋…1/4 杯
飲用水…1 湯匙
糖…2 湯匙
鹽巴…1.5 茶匙
香油…3~4 滴

### 作法

1  把小黃瓜洗淨，但不要削皮；將小黃瓜切成兩半，接著切成約 2cm 大小，裝進一個可以密封的容器中。

2  把蒜末和碎辣椒加入小黃瓜中，如果不想要太辣，可以把辣椒的種子去掉。

3  把剩下的所有材料另外混合，倒入步驟 2。接著蓋上蓋子，用力搖晃容器後，冷藏至少 15 分鐘再吃。吃之前，可以再淋上幾滴香油，增添香氣。

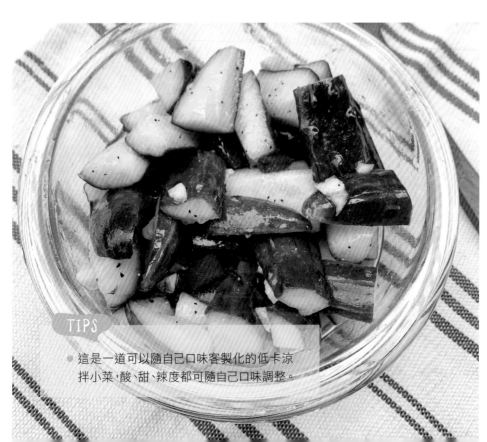

TIPS

● 這是一道可以隨自己口味客製化的低卡涼拌小菜，酸、甜、辣度都可隨自己口味調整。

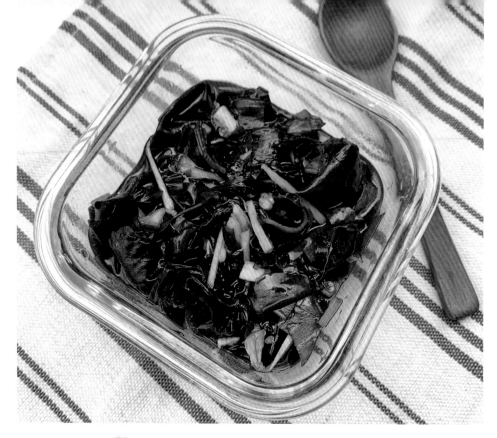

蔬菜

# 涼拌海帶芽

| 熱量 27 kcal | 碳水 4.7 g | 脂肪 0.1 g | 蛋白質 1.4 g |

* 以上為 1 份的數值，油未計入熱量。

**材料** （2人份）

乾海帶芽…15g
調味料
　薄鹽醬油…20ml
　糖…3g
　醋…20ml
　蒜末…8g（2 大瓣）
　薑絲…3g
　辣椒…1/2 小根（切片）
　* 依個人口味添加。
麻油（香油）…4 ～ 5 滴

**作法**

1 海帶芽洗淨後，泡水 10 分鐘；把調味料的材料全部混合後備用。

2 洗淨泡水的海帶芽用熱水快速燙過後，撈起冰鎮。

3 取出冰鎮完畢的海帶瀝乾，倒入醬汁拌勻，要吃之前再淋點香油或麻油提味。

澱粉主食

# 涼拌黃瓜
# 鷹嘴豆

| 熱量 | 碳水 | 脂肪 | 蛋白質 |
|---|---|---|---|
| 177 kcal | 29 g | 3 g | 10 g |

\* 以上為 1 份的數值，油未計入熱量。

### 材料 （1人份）

熟鷹嘴豆…100g
\* 可使用罐頭或事先煮好

小黃瓜…100g（1 條）
鹽巴…1/2 小匙
薄鹽醬油…2.5ml
醋 / 白酒醋…15ml
黑胡椒…適量

### 作法

1　小黃瓜切丁後，取一碗裝鷹嘴豆與小黃瓜。

2　依序加入所有調味料，拌勻後就完成了。

### TIPS

● 如果買不到罐頭，也可買生的鷹嘴豆自己煮！煮法見 P.164。

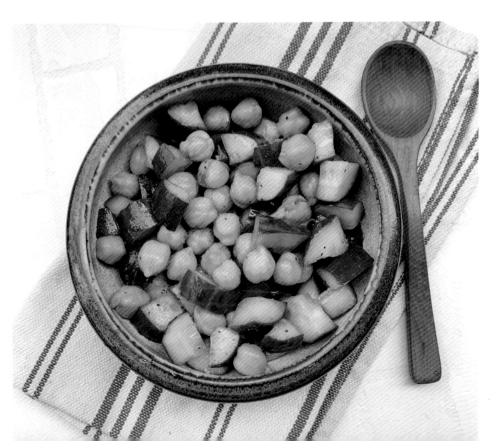

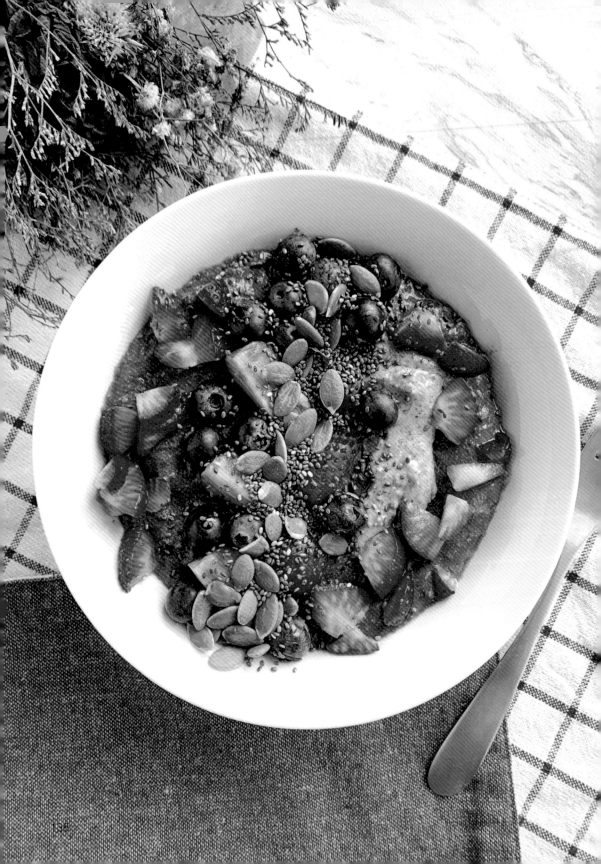

## 300 卡的低卡高蛋白滿足早餐

# 可可高蛋白
# 水果燕麥粥

| 熱量 | 碳水 | 脂肪 | 蛋白質 |
|------|------|------|--------|
| 293 kcal | 32.7 g | 9.4 g | 21 g |

*以上為 1 份的數值，莓果熱量未計入。

### 材料 （1人份）

有機燕麥仁…30g
*也可使用鋼切、傳統燕麥、黑燕麥

無糖可可粉…5g
椰糖…5g（可不放）
高蛋白粉…20g
堅果醬…5g
南瓜籽…5g
奇亞籽…5g
莓果…分量隨意

### 作法

1　前一晚先將有機燕麥仁洗淨，泡水 2 小時，放入電鍋中蒸軟，放涼後冷藏備用。

2　隔天早上，將前一晚蒸軟的燕麥仁用中小火加熱，加入可可粉和椰糖持續攪拌至濃稠狀後關火，再加入高蛋白粉，持續攪拌至無顆粒感。

3　裝入碗中，加入堅果醬、南瓜籽、奇亞籽和莓果（也可以加入其他喜歡的堅果類）等裝飾物，即可完成！

### TIPS

● 這道燕麥粥可以用玻璃容器一次準備 3 ～ 4 份冷藏在冰箱，早上趕著出門的話可以直接拿來吃，或是微波後再吃，非常省時！

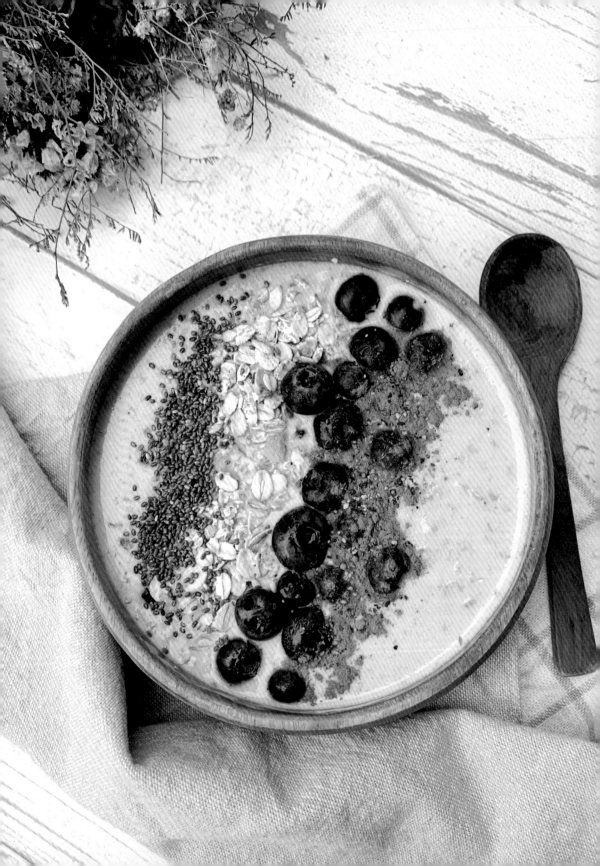

# 黃金豆乳燕麥粥

| 熱量 | 碳水 | 脂肪 | 蛋白質 |
|---|---|---|---|
| 326 kcal | 35.7 g | 14 g | 18.2 g |

*以上為1份的數值，不含裝飾物。

## 材料 （1人份）

有機燕麥片…40g

濃豆漿…240ml

調味料

　椰子油…2.5g（1/2 小匙）

　無水奶油…2.5g（1/2 小匙）

　椰糖…5g

　蜂蜜…5g

　薑黃粉…1/4 小匙

　（玻璃罐約撒四次）

　薑粉…1/8 小匙

　肉桂粉 …1/8 小匙

　黑胡椒 …少許

## 事前準備

將燕麥片與豆漿放冰箱浸泡一晚。

## 作法

1　取一小鍋子，將豆奶燕麥加入鍋中加熱（需要一邊攪拌避免燒焦，也可放入電鍋中加熱）。

2　煮滾，小火持續攪拌至自己喜歡的濃稠度後，關火。

3　加入所有調味料後，攪拌均勻即完成！

　*最後可以依照喜好撒上些許堅果增添口感營養，也能延長飽足感。

## TIPS

- 豆漿可以替換成其他奶類，例如鮮奶、杏仁奶、燕麥奶，只用水也可以。
- 沒有無水奶油，也可使用一般奶油或橄欖油。（風味不同）
- 糖的選擇也可以自行替換。

## 料理小知識

　　這是由之前在 IG 上分享過，在歐美流行多年、來自印度的黃金牛奶「Turmeric Latte 薑黃拿鐵」所變化而來的料理。

　　薑黃本身有提高代謝率、抗發炎並幫助減脂的功用，搭配高纖燕麥片，和豐富蛋白質的豆漿，成為一份健康美味的飽足早餐！

　　記得要加油和黑胡椒，才能加乘薑黃功效。

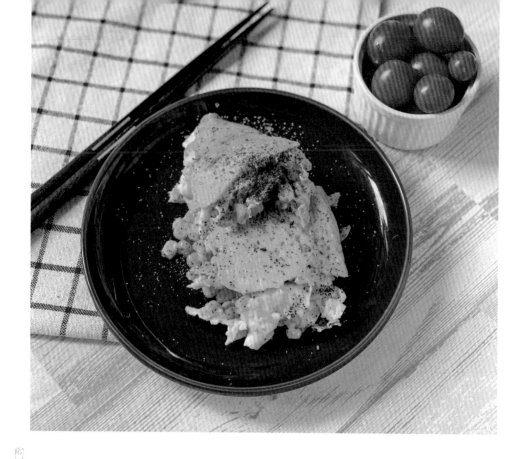

# 鮪魚玉米蛋餅

| 熱量 | 碳水 | 脂肪 | 蛋白質 |
|---|---|---|---|
| 300 kcal | 13 g | 16.5 g | 28.6 g |

\* 以上為 1 份的數值。

### 材料 （1人份）

橄欖油…5ml
雞蛋…2 顆
水煮鮪魚…60g
玉米粒…15g
黑胡椒…適量
味島香鬆…適量

### 作法

1　平底鍋加油，開中小火，稍微熱鍋後，加入打散的蛋液，搖動平底鍋讓蛋液均勻鋪滿。

2　待底部凝固後，加入鮪魚片與玉米，撒上黑胡椒。

3　等蛋液差不多熟了之後，從鍋子的邊緣慢慢將蛋捲起後就完成了。也可以直接折疊蛋捲，撒上味島香鬆享用。

# 鮪魚玉米起司
# 法式吐司

| 熱量 | 碳水 | 脂肪 | 蛋白質 |
|---|---|---|---|
| 265 kcal | 16 g | 13 g | 21.8 g |

* 以上為 1 份的數值，油未計入熱量。

### 材料 （2人份）

橄欖油…約 5ml
吐司…2 片（約 50g）
* 切邊，薄吐司

雞蛋…3 顆
* 打成蛋液

水煮鮪魚片…60g
玉米粒…20g
低脂起司片…1 片

### 作法

1　平底鍋倒入橄欖油，加入蛋液，將兩片吐司放上去後再翻面。

2　將整個蛋連同吐司一起翻面，加上鮪魚、玉米和起司片。

3　將四邊包起，吐司疊起來，切成三角形後就完成了！

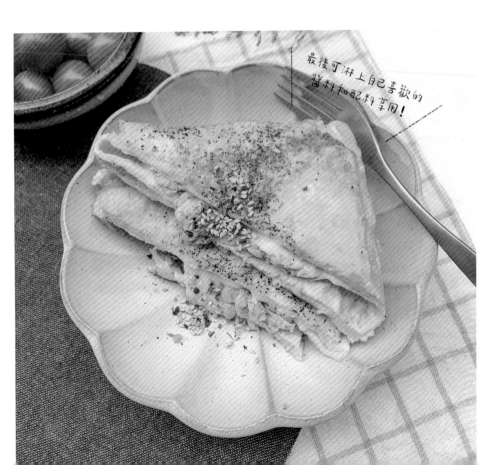

最後可淋上自己喜歡的
醬料和配料享用！

143

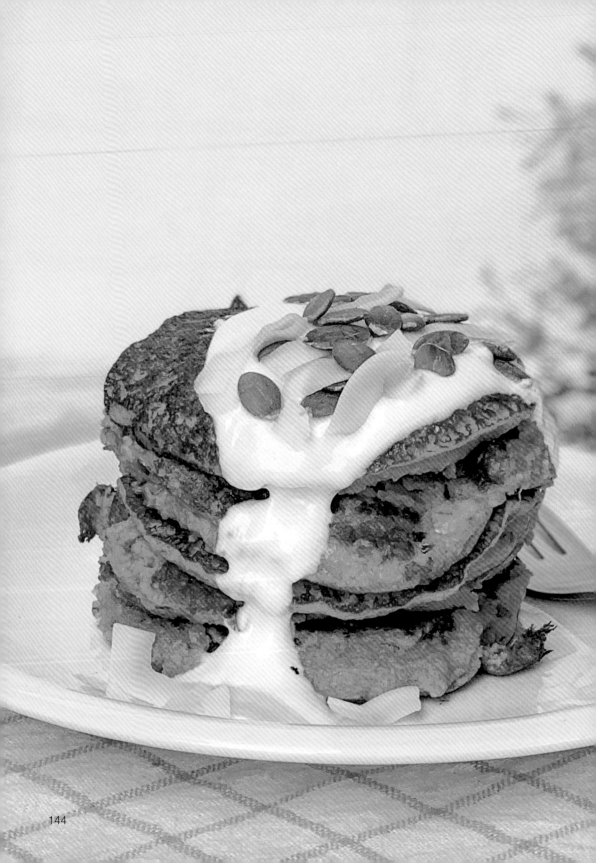

# 南瓜高蛋白
# 鬆餅

| 熱量 | 碳水 | 脂肪 | 蛋白質 |
|---|---|---|---|
| 111 kcal | 10.5 g | 3.7 g | 10.2 g |

\* 以上為 1 片的數值，油量和裝飾物的熱量未計入。

## 材料 （約 5~6 片）

雞蛋 …2 個

即食燕麥片（或燕麥粉）…50g

熟南瓜泥…200g

無糖杏仁奶…100ml
（或是其他奶類）

原味高蛋白粉…35g

泡打粉 …4g

酪梨油…適量
\* 或無水奶油，用來煎鬆餅

## 作法

1　將雞蛋打散，加入燕麥片、南瓜泥和杏仁奶攪拌均勻，再加入高蛋白粉和泡打粉攪拌均勻，直到變成泥狀。

2　平底鍋中加入油，倒入步驟 1，盡量讓它成為適量大小的圓餅狀，用中小火耐心地將兩面煎至金黃色，即可盛盤。

3　重複步驟 2，直到煎完所有的鬆餅原料。

## TIPS

● 步驟 2 可以使用噴油罐，以減少油量。

● 最後可以加上自己喜歡的裝飾配料，例如：楓糖漿、蜂蜜、堅果醬、切碎的堅果、肉桂、優格、椰子脆片……等等，可以任選你想吃的配料。

● 因為材料中使用了蛋白粉，會讓鬆餅口感較乾，很推薦淋上優格一起吃喔！

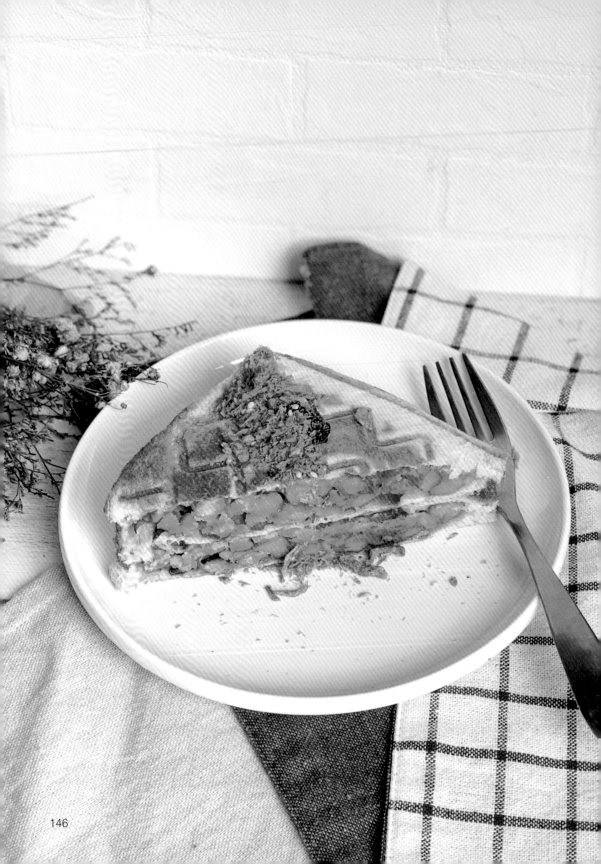

# 照燒鷹嘴豆
# 天貝三明治

| 熱量 | 碳水 | 脂肪 | 蛋白質 |
|------|------|------|--------|
| 321 kcal | 51 g | 6 g | 15.6 g |

\* 以上為 1 份的數值，未計入油量與蔬菜。

## 材料 （1人份）

鷹嘴豆天貝…80g
嫩豆腐…50g
味醂…5ml
醬油 or 蠔油…5ml
橄欖油…少許
吐司…2 片（約 50g）
\* 切邊，薄吐司

番茄片…1 片
小黃瓜絲…適量

## 作法

1　天貝切丁後，加入嫩豆腐、味醂和醬油攪拌均勻。

2　平底鍋中倒入橄欖油，將步驟 1 倒入加熱翻炒約 3~4 分鐘。

3　在吐司上依序鋪上小黃瓜絲和番茄片，再倒上步驟 2 的照燒天貝豆腐，即可完成！

## TIPS

● 最後可以依照自己喜好淋上喜歡的醬料或是裝飾，例如：番茄醬、芥末醬、香鬆……等等。

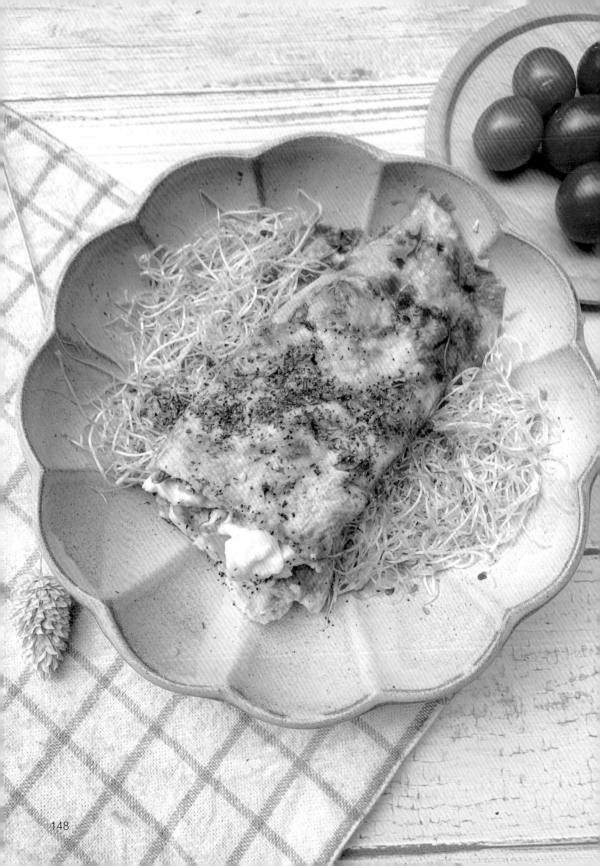

# 嫩豆腐雞蛋捲

熱量
256 kcal

碳水
6 g

脂肪
17 g

蛋白質
20.5 g

* 以上為 1 份的數值。

## 材料 （1人份）

橄欖油…約 5ml
雞蛋…2 顆
* 打成蛋液

嫩豆腐…70g
蔥花…適量
冷凍蔬菜…20g
鹽巴…適量
黑胡椒粉…適量
醬油…適量

## 作法

1　平底鍋倒入橄欖油，稍微熱鍋後倒入蛋液，中小火煎至底部稍微凝固。

2　把嫩豆腐、蔥花和冷凍蔬菜攪拌混合，撒入適量鹽巴和黑胡椒，均勻平鋪在蛋上。

3　將蛋從鍋邊小心捲起後裝盤，淋上醬油即可享用！

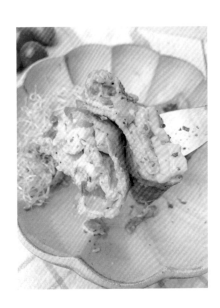

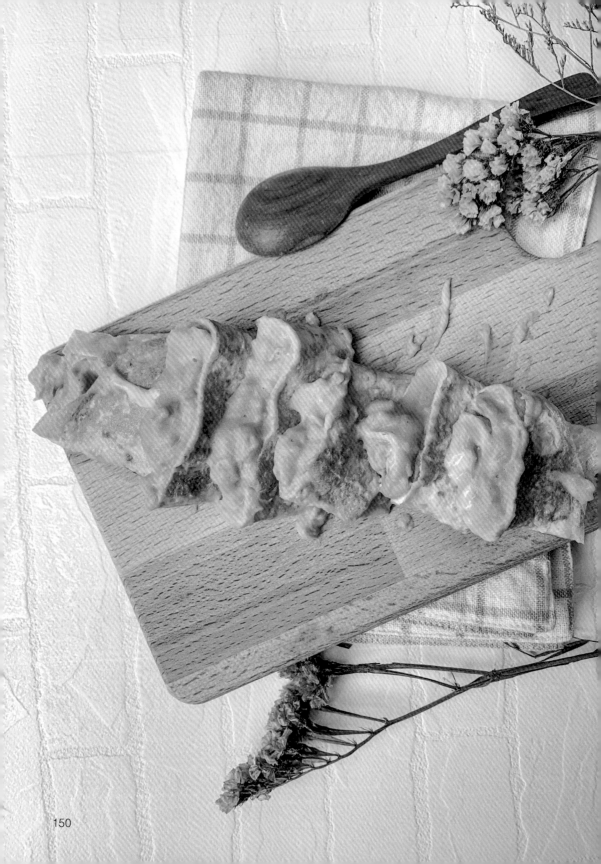

# 高蛋白
# 芋泥蛋捲

| 熱量 | 碳水 | 脂肪 | 蛋白質 |
|------|------|------|--------|
| 288 kcal | 19 g | 15 g | 19 g |

*以上為 1 份的數值。

### 高蛋白芋泥材料 （2人份）

芋頭…100g（切塊）
無水奶油…5g（增添奶香）
椰糖…10g
鮮奶或植物奶…30ml
原味高蛋白粉（乳清）…10g

### 蛋捲材料 （1人份）

雞蛋…2 顆（打成蛋液）
無水奶油…2.5g（用於煎蛋）
高蛋白芋泥…1 份

### 芋泥作法

1 芋頭放入容器，加水至剛好蓋住芋頭的高度，用電鍋蒸熟。

2 將熟芋頭取出後，把水濾掉再用叉子壓成泥狀。

3 加入其餘的食材，攪拌均勻後就完成。

### 作法

1 將奶油放入平底鍋，熱鍋後倒入蛋液，均勻轉動平底鍋，使蛋液平鋪在鍋底。

2 等待蛋皮底部凝固，上面的蛋液約八分熟後，倒入芋泥，用湯匙均勻鋪平。

3 用鍋鏟將蛋皮小心地捲起來，即可完成！

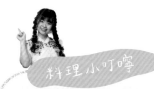

*料理小叮嚀*

也可以將 2 份的芋泥全部加入，吃起來會更加滿足！整份（2 份芋泥 +1 份蛋捲）
的營養數值大約為：熱量 400kcal、碳水 39g、脂肪 16g、蛋白質 26g。

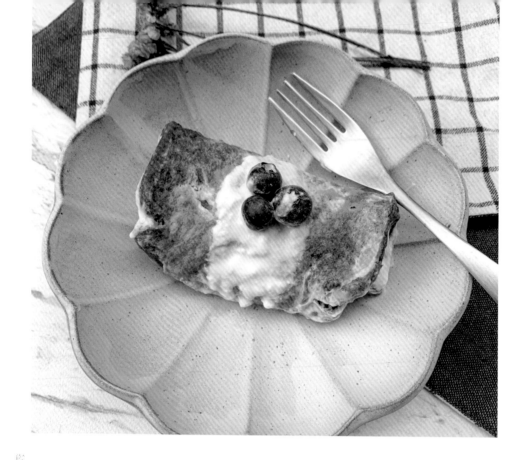

# 藍莓優格
# 土司蛋捲

| 熱量 261 kcal | 碳水 14.4 g | 脂肪 11.3 g | 蛋白質 14 g |

* 以上為 1 片的數值，未計入油量和藍莓。

## 材料

雞蛋…1 顆
* 打成蛋液

橄欖油…少許
核桃吐司…約 40g（1 片）
無糖優格…70g
藍莓…約 20g

## 作法

1　將吐司兩面均勻浸泡入蛋液中。

2　平底鍋倒入少許橄欖油，稍微熱鍋後，將吐司兩面煎成金黃色。

3　加入優格與藍莓，捲起來之後就完成了。

# 莓果奇亞籽布丁

| 熱量 | 碳水 | 脂肪 | 蛋白質 |
|---|---|---|---|
| 279 kcal | 17.3 g | 11.3 g | 27 g |

## 材料 （1人份）

無糖杏仁奶…約 184g（3/4 杯）
希臘優格…約 200g（3/4 杯）
奇亞籽…約 30g
楓糖漿…約 10g
（或是蜂蜜等其他甜味劑）
香草精…約 2g（可省略）
藍莓…50g
草莓…100g
* 杏仁奶可用其他奶類代替
（熱量與營養會不太一樣）。

## 作法

1　將杏仁奶、一半的優格、奇亞籽、一半的藍莓、一半的草莓、楓糖漿和香草精，一起用果汁機打勻。

2　打勻的步驟 1 倒入容器或碗中，放入冰箱，至少 60 分鐘或是放過一夜。

3　要吃的時候，再加入另一半的優格、藍莓和草莓。

* 表面可以加上喜歡的裝飾食材，例如椰子脆片、堅果、麥片等等。

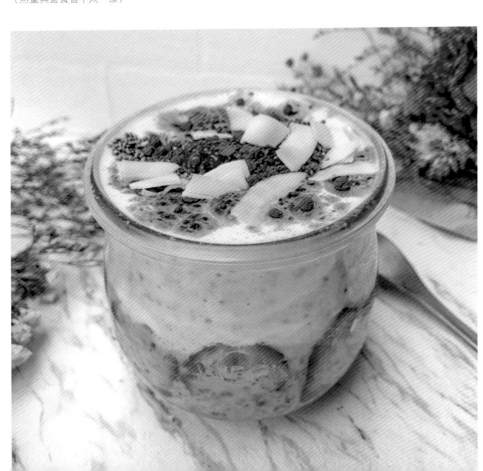

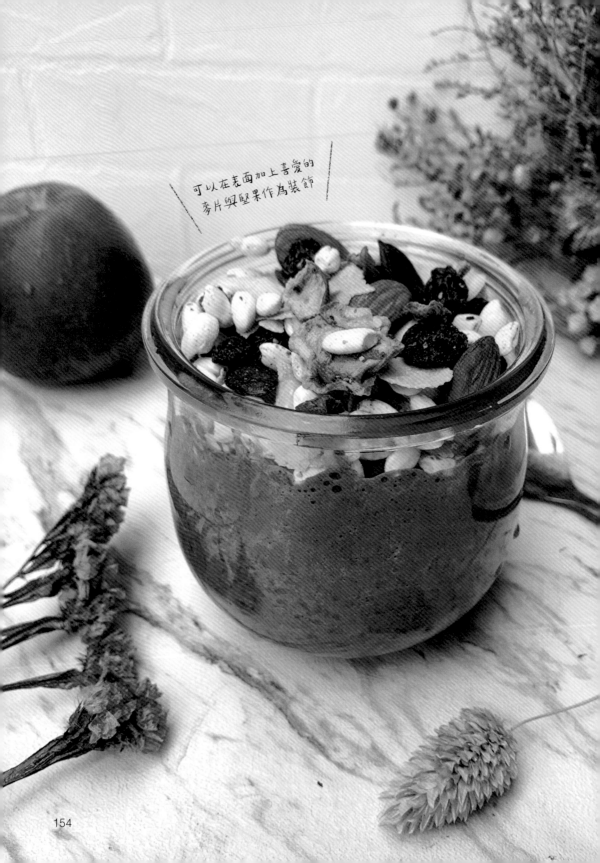

可以在表面加上喜爱的
麥片與堅果作為裝飾

# 高蛋白可可
# 奇亞籽布丁

| 熱量 | 碳水 | 脂肪 | 蛋白質 |
|---|---|---|---|
| 292 kcal | 25.2 g | 7.9 g | 29.3 g |

## 材料 （1人份）

無糖杏仁奶
…約 184g（3/4 杯）
* 杏仁奶可用其他奶類代替
（熱量與營養會不太一樣）。

奇亞籽…約 24g
原味高蛋白粉
…約 30g（1 份）
生可可粉…約 14g

## 作法

1　先將杏仁奶倒入攪拌器，然後加入奇亞籽，攪拌約 30 秒。

2　把剩下的配料加到攪拌機裡，混合到非常光滑，並呈現乳脂狀。如果太濃而難以混合，就再加入一點杏仁奶。

3　將步驟 2 倒入容器或碗中，放入冰箱至少 60 分鐘或是放過一夜，即完成。

### TIPS

● 直接使用巧克力口味的高蛋白粉／乳清，就不一定需要加入生可可粉。
● 若高蛋白粉本身沒有甜味，可以另外加入椰糖或是其他甜味劑調味。

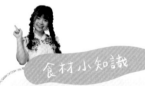

食材小知識

奇亞籽（Chia seed）　*任何好食材都不建議食用過量。

　　也有人稱為奇異籽或歐鼠尾草籽，是一種叫芡歐鼠尾草的植物種子。

　　奇亞籽有豐富的膳食纖維，其中所含的水溶性纖維，有助延緩餐後血糖的上升速度，含量更多的非水溶性纖維，則有助於增加飽足感，並調節腸道機能。除此之外，奇亞籽也有豐富的抗發炎 omega-3 好油脂，不僅能有效穩定血脂，也有助於減少內臟脂肪的堆積，幫助降低膽固醇。

　　不過，也因為奇亞籽的纖維含量高，如果是有胃潰瘍、胃發炎的人，最好減量，或是不要吃，以免增加腸胃負擔；同時，就算腸胃沒有問題的人，也不要一天之內吃太多、或是連續大量吃奇亞籽，以免發生腸阻塞的危險。如果擔心的話，吃完之後就多喝水，幫助排便。

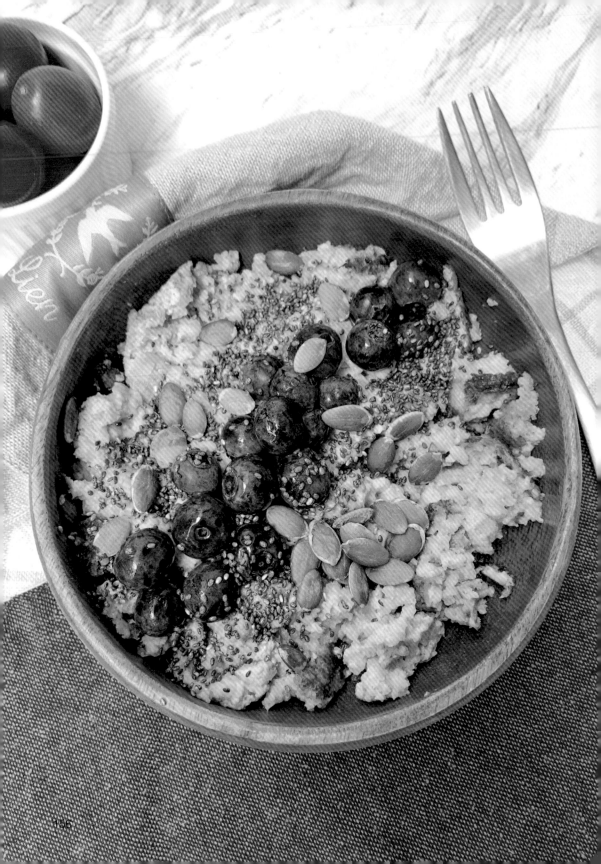

# 烤香蕉燕麥布丁

| 熱量 305 kcal | 碳水 43 g | 脂肪 9.5 g | 蛋白質 14 g |

\* 以上為 1 份的數值，裝飾物與油不記入熱量中。

## 材料 （1人份）

酪梨油⋯適量
香蕉⋯約 100 克（1 根）
即食燕麥片⋯25 克
希臘優格⋯2 湯匙
杏仁奶⋯100 毫升
（或其他奶類）
雞蛋⋯1 顆

## 裝飾

奇亞籽、藍莓、南瓜籽

## 事前準備

將烤箱以 180 度，預熱 10 分鐘。

## 作法

1　將烤模先噴上或塗一層薄薄的酪梨油。

2　把半條香蕉用叉子壓碎後，鋪在烤模底部，加入燕麥片、蜂蜜、希臘優格、杏仁奶和雞蛋，攪拌均勻後，將另外半根香蕉切片，平鋪在上方。

3　預熱完畢的烤箱上下設定 180 度，烤 25 分鐘後即可出爐。

4　加上喜歡的裝飾食材，即可享用。

\* 不同烤箱廠牌會有不同溫度，注意不要烤焦即可。

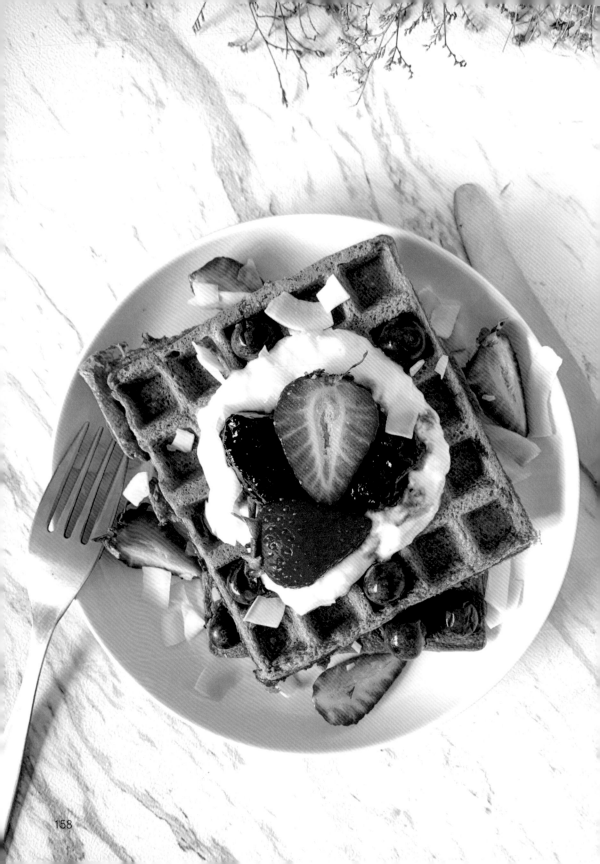

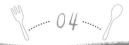

## 分量超滿足的假日美食

# 可可高蛋白鬆餅

| 熱量 | 碳水 | 脂肪 | 蛋白質 |
|------|------|------|--------|
| 257 kcal | 12 g | 8.3g | 32.5g |

\* 以上為 1 份的數值，酪梨油、水果和優格不計入。

## 材料 （1人份）

巧克力高蛋白粉…約 30g
椰子粉或全麥粉…約 15g
泡打粉…約 5g（1 茶匙）
無糖杏仁奶…1/4 杯（60ml）
雞蛋…1 個
酪梨油…適量

## 裝飾

自己喜歡的新鮮水果或
果醬、優格

## 作法

1　預熱鬆餅機。

2　將所有食材（除了酪梨油）混合均勻成泥狀。

3　烤餅盤上噴上（刷上）一層薄薄的油，倒入步驟 2，依照鬆餅機的指示加熱完成。

4　加上裝飾食材即完成。

## TIPS

● 沒有鬆餅機，也可以用平底鍋煎成薄鬆餅。

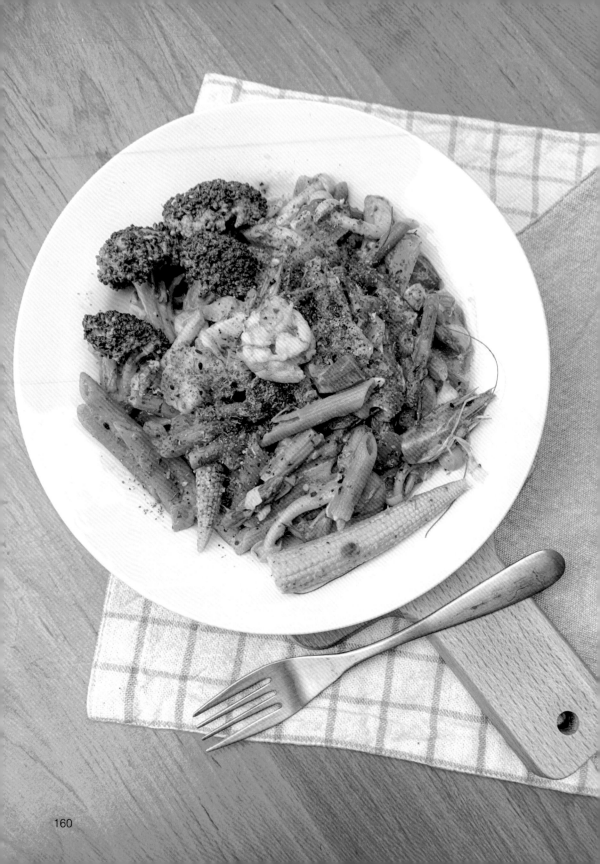

# 辣味鮮蝦鹹蛋筆管麵

熱量
546 kcal

碳水
38 g

脂肪
16 g

蛋白質
51.3 g

* 以上為 1 份的數值。

## 材料 （1人份）

草蝦…16 隻

米酒…1 湯匙

濃豆漿…200ml

紅扁豆義大利麵…50g

洋蔥…約 70g（1/4 顆，切丁）

蒜頭…3 瓣（切末）

鴻禧菇…130g（一包）

鹹蛋…1 顆（切丁）

彩椒…約 25g（1/5 顆，切丁）

青花菜…100g

蘆筍…100g

無水奶油…10g

鹽巴…適量（依口味）

黑胡椒…適量

七味粉 / 辣椒粉…適量

義大利香料粉…適量

## 事前準備

1 煮一鍋滾水，轉小火，放入義大利麵，放入一大匙鹽巴，煮約五分鐘撈起，加入一點油避免沾黏，在旁靜置。

2 將草蝦去頭去殼去腸泥（蝦頭先留著），蝦子用米酒與少許鹽巴醃一下。

3 蘆筍洗淨去除老根切段、青花菜洗淨切朵，削除外皮。

## 作法

1 平底鍋開中小火，加入奶油、蝦頭、蒜末、洋蔥丁、鹹蛋丁炒出香氣，再加一點開水。

2 依序加入鴻禧菇、蘆筍、紅扁豆義大利麵、青花菜和彩椒丁拌炒一下，加入濃豆漿後，再蓋上鍋蓋燜煮。

3 煮至喜歡的濃稠度後，最後加入鹽巴、辣椒粉、黑胡椒、義大利香料，拌炒後即完成！

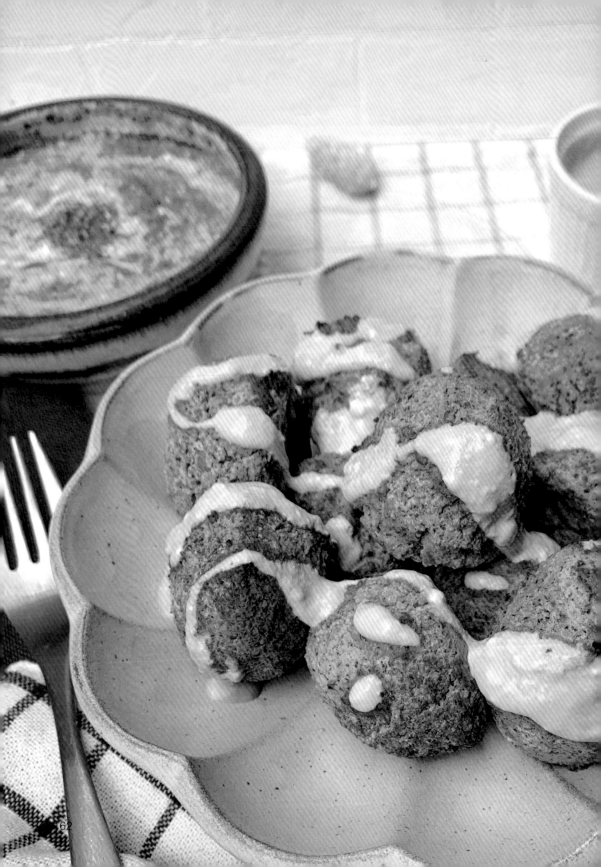

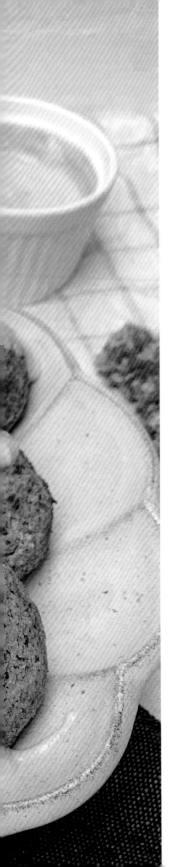

# 健康氣炸鷹嘴豆泥球

| 1顆熱量 40 kcal | 碳水 4.8 g | 脂肪 0.9 g | 蛋白質 1.9 g |
| --- | --- | --- | --- |
| 醬料熱量 267 kcal | 碳水 9.6 g | 脂肪 24 g | 蛋白質 7.8 g |

## 材料 （約20顆）

鷹嘴豆罐頭…1 罐（熟重約 500g）* 將水瀝乾。

蒜頭…4~5 瓣

紫洋蔥…約 70g（大致切碎）

香菜…30g（大致切碎）

孜然粉…5g

香菜粉…5g

全麥／低筋麵粉…45g

海鹽…少許

黑胡椒…適量

酪梨油…約 5ml（最後用來煎或氣炸）

## 芝麻醬

白芝麻醬…45g（3 湯匙）

溫開水…158ml（2/3 杯）

檸檬…1 顆

蒜末…1 湯匙

海鹽和胡椒粉…適量

## 鷹嘴豆煮法

1  將生鷹嘴豆放入鍋中，沖一次水後把水倒掉。

2  加入飲用水浸泡一夜，整夜過後豆子會膨脹，接著把水倒掉、再清洗 2~3 次。

3  加入飲用水，蓋過豆子，放入電鍋蒸 30 分鐘，好了之後再燜 30 分鐘，就完成了。

 * 買不到罐頭，也可以自己煮。

## 豆泥球作法

1  將所有食材（除了酪梨油）全部放入食物調理機，攪打至大致滑順（不要打過頭到太水）。

2  將步驟 1 搓成球狀，可以做 20 顆。

3  將鷹嘴豆泥球放入氣炸鍋，表面噴灑一些酪梨油，以 200 度氣炸 12 分鐘後就完成了！

 * 沒有氣炸鍋的話，也可以將作法 1 捏成餅狀，就可以用平底鍋煎。

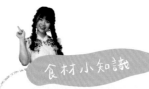

### 食材小知識

鷹嘴豆（Chickpea）

又名雪蓮子、雞豆、埃及豆，是豆類、蔬菜，也是澱粉類食物，含有豐富的植物性蛋白質和膳食纖維，並具備了人體無法自行合成的八種胺基酸，此外也富含維生素、粗纖維及鈣、鎂、鐵，以及抗發炎的 omega-3 脂肪酸等成份。

而鷹嘴豆的膳食纖維，可以促進腸道蠕動，幫助排便順暢，有效清除腸道毒素，對於打造健康的腸道環境很有幫助。

• • •

此道菜稱為「Falafel」，又稱作中東蔬菜球、油炸鷹嘴豆餅，是中東的特色料理，一般來說都是使用油炸的方式。這道食譜改為氣炸的方式，減低熱量，仍然能享受到鷹嘴豆泥球外酥內軟的口感！

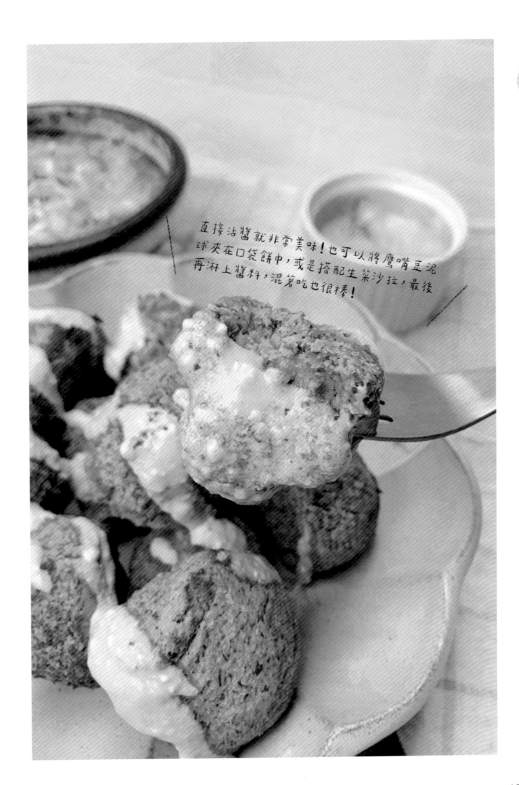

直接沾醬就非常美味！也可以將鷹嘴豆泥球夾在口袋餅中，或是搭配生菜沙拉，最後再淋上醬料，混著吃也很棒！

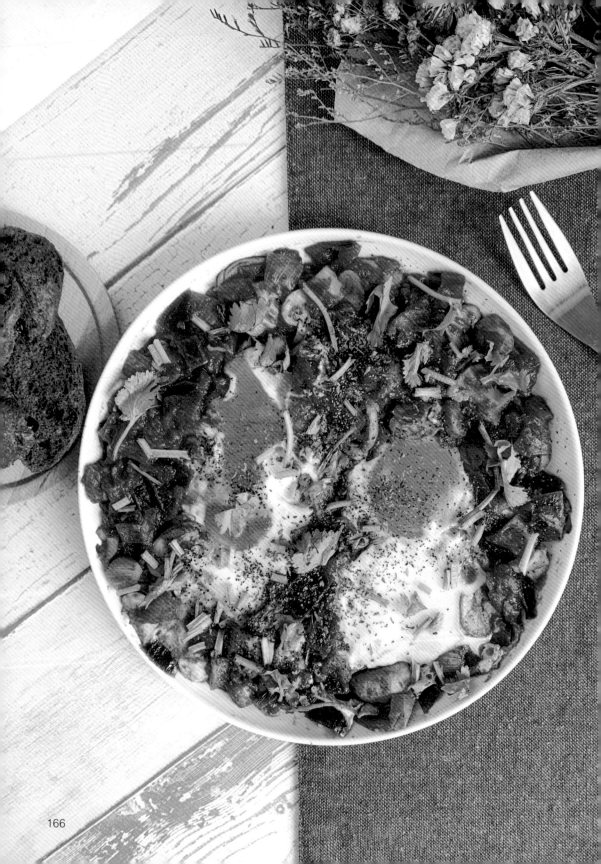

# 低卡低脂
# 北非蛋

| 熱量 | 碳水 | 脂肪 | 蛋白質 |
|---|---|---|---|
| 230 kcal | 6.3 g | 15.7 g | 17 g |

\* 以上為 1 份的數值，熱量不含醬料、蔬菜、麵包。

## 材料 （1人份）

牛番茄…1 顆
（紫）洋蔥…1/4 顆
蘑菇…3~4 顆
蒜末…3 瓣
橄欖油…約 5ml
飲用水…適量
番茄醬…適量
黑胡椒…適量
鹽巴…適量
雞蛋…2 顆
香菜…適量（裝飾）
孜然粉…適量

## 作法

1　番茄和洋蔥切丁，蘑菇切片，蒜頭切末。

2　平底鍋（或鑄鐵鍋）中倒入油，加入洋蔥
和蒜末炒軟，再加入蘑菇繼續翻炒至上色
後，加入番茄炒出汁液，並加入少許水、適
量番茄醬和孜然粉、黑胡椒、鹽巴調味。

3　持續攪拌讓汁液逐漸減少，注意觀察質感
和水量，如果有點乾，可加一點點水再煮。理
想狀態是汁液不可以太多、也不可以太乾。

4　中間挖兩個洞，打入雞蛋，以中小火再加熱
一下。

5　最後蓋上鍋蓋，關火燜到自己喜歡的熟
度，撒上切碎的香菜和孜然粉點綴調味，即
可完成！

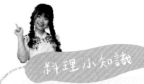

## 料理小知識

　　此道菜稱為 Shakshuka， 中文叫「北非蛋」或是北非番茄水波蛋、以色列蕃茄蛋
等。阿拉伯語原指的意思是「混合」，是中東街頭美食的代表之一。

　　由燉至軟爛的番茄為基底，配上蔬菜，再加上辣椒粉和孜然粉烘托出獨特的香
味，最後以雞蛋點綴其中，營養美味又低卡；可以搭配麵包或 Pita 餅皮一起吃，享受
美味幸福健康又無負擔的早午餐時光！

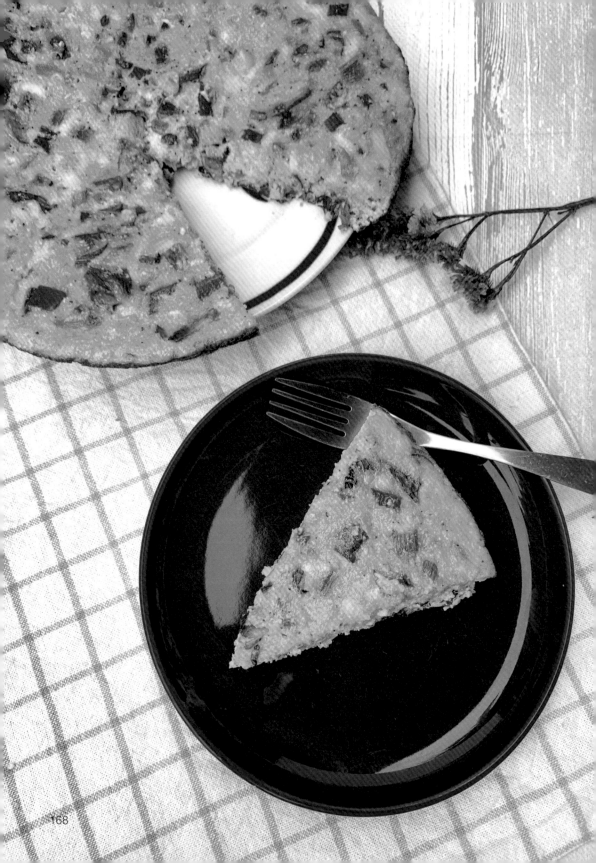

# 低碳義大利
# 燉花椰飯蛋餅

| 熱量 | 碳水 | 脂肪 | 蛋白質 |
|---|---|---|---|
| 418 kcal | 3.5 g | 29.7 g | 29.7 g |

\* 以上為 1/2 份的數值。

## 材料 （2~3人份）

橄欖油…20ml
青蔥…2 根（切末）
新鮮香菇…50g（去菇柄、切丁）
花椰米…約 200g（2 杯）
雞蛋…6 顆
披薩起司絲…1/2 杯
九層塔葉末…1 大匙
紅甜椒…少許（切丁）
鹽巴…適量
黑胡椒…適量

## 花椰米作法

將白花椰菜洗淨後，切朵放入食物調理機中打碎（不要打太久，會出太多汁）。或是使用菜刀將白花椰菜剁碎。

## 作法

1 取一平底鍋將 10ml 油倒入加熱，加入青蔥末以中小火稍微爆香，再加入香菇丁拌炒約 1 分鐘，再加入花椰菜米，繼續拌炒 1~2 分鐘。

2 將雞蛋打成蛋液後，加入步驟 1、起司絲、九層塔葉、甜椒丁、鹽巴和黑胡椒，混合均勻。

3 鍋中倒入 10ml 油，將步驟 2 倒入，以中小火先將底部煎至凝固呈現金黃色，再用鍋鏟小心的翻面，繼續煎到另一面呈現金黃色，即可完成！

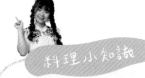

料理小知識

　　這道料理傳統的作法是使用一般的米飯，這個改良的版本使用了花椰米取代一般米飯，減少碳水量、也減少了整體的熱量。
　　不過，偶爾想要吃得更加滿足的話還是可以用一般的米飯！享受適量而滿足的餐點，並不會打壞你的減脂計畫，反而能夠因為心情與能量滿足而感到飽足！

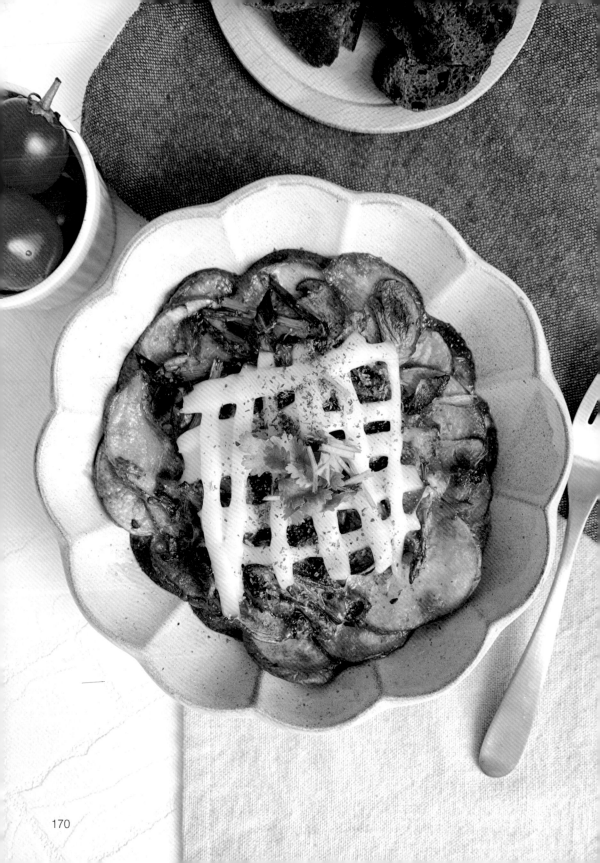

# 低卡馬鈴薯
鹹派

| 熱量 | 碳水 | 脂肪 | 蛋白質 |
|------|------|------|--------|
| 411 kcal | 30g | 22.3g | 23.7g |

* 以上為 1 份的數值，熱量不含蔬菜。

## 材料 （1人份）

橄欖油⋯約 10ml
* 也可改用酪梨油或無水奶油，
分量相同

馬鈴薯⋯約 200g（切片）
（紫）洋蔥⋯約 70g
蘑菇⋯2~3 顆
蘆筍⋯適量
黑胡椒⋯適量
鹽巴⋯適量
雞蛋⋯2 顆
低脂鮮奶（或其他奶類）⋯30ml
低脂起司⋯1 片
香菜⋯適量（裝飾用）

## 作法

1 烤盤上抹油，將馬鈴薯片放置於烤盤上，盡量將所有縫隙蓋住，以烤箱 180 度烤約 20 分鐘。（也可用鑄鐵鍋）

2 **做內餡：**平底鍋中倒入油，放入洋蔥炒軟，再加入蘑菇繼續翻炒至上色，最後加入蘆筍、適量黑胡椒和鹽巴調味。

3 雞蛋打散，加入鮮奶攪拌均勻。

4 拿出烤好的馬鈴薯派底，放上步驟 2、淋上步驟 3。

5 放回烤箱，繼續烤 18-20 分鐘，烤到蛋液膨脹起來，即可取出；最後再放上低脂起司，就完成了！

* 不同烤箱廠牌會有不同溫度，注意不要烤焦即可。

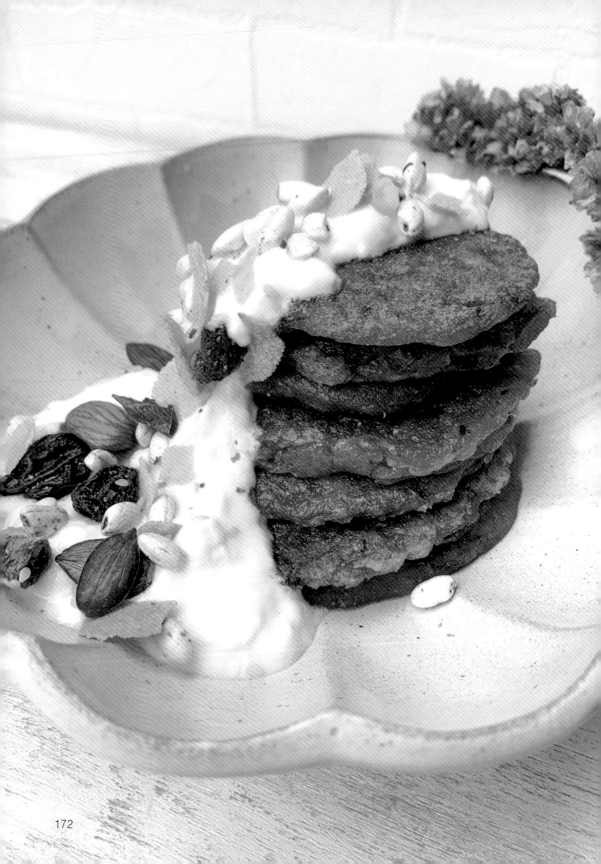

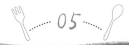

## 05

# 快速補充能量的小點心

## 地瓜燕麥餅

| 熱量 | 碳水 | 脂肪 | 蛋白質 |
|---|---|---|---|
| 93 kcal | 15.1 g | 1.1 g | 7.1 g |

\* 以上為 1 份的數值，不含煎地瓜餅的油。

**材料**（約4片）

蒸熟的地瓜…100g（1/2 杯）
蛋白…4 顆雞蛋分量
即食燕麥…45g（1/2 杯）
泡打粉…2.5g（1/2 茶匙）
肉桂粉…2.5g（1/2 茶匙）
＊可省略

橄欖油／酪梨油…酌量
＊用來煎地瓜餅

**作法**

1 將所有的食材用調理機打勻。

2 平底鍋中加入油，（可以使用噴油罐，可以減少油量），倒入步驟 1，整理外觀成一個適度大小的圓餅狀，用中小火耐心地將兩面煎至金黃色，即可盛盤。

3 重複步驟 2，直到煎完所有的地瓜餅。

**TIPS**

● 最後可以加上自己喜歡的裝飾配料：楓糖漿 / 蜂蜜 / 堅果醬 / 切碎的堅果 / 肉桂 / 優格 / 椰子脆片等等。

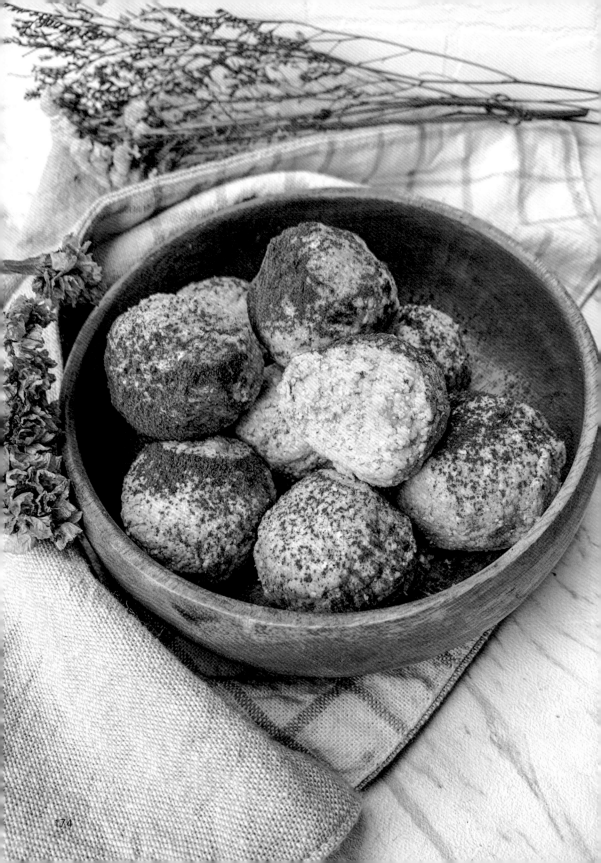

# 巧克力花生
# 高蛋白能量球

| 熱量 90 kcal | 碳水 8 g | 脂肪 3.8 g | 蛋白質 5 g |
|---|---|---|---|

*以上為 1 份的數值。

## 材料 （約24顆）

燕麥片…135g
無糖花生醬 …240g
蜂蜜…50-60g
原味蛋白粉…35g
無糖可可粉…20g

## 作法

1 把燕麥、花生醬、蜂蜜和蛋白粉放在一個大碗裡攪拌混合。也可以使用調理機打，但不需要打太久太細。

2 混合後，用湯匙或冰淇淋甜筒勺挖取，緊捏成球狀，依照捏的分量，球狀可大可小，再撒上可可粉就完成了。

### TIPS

● 步驟 1 一開始看起來可能會很厚，但是繼續混合之後它會聚集在一起。

175

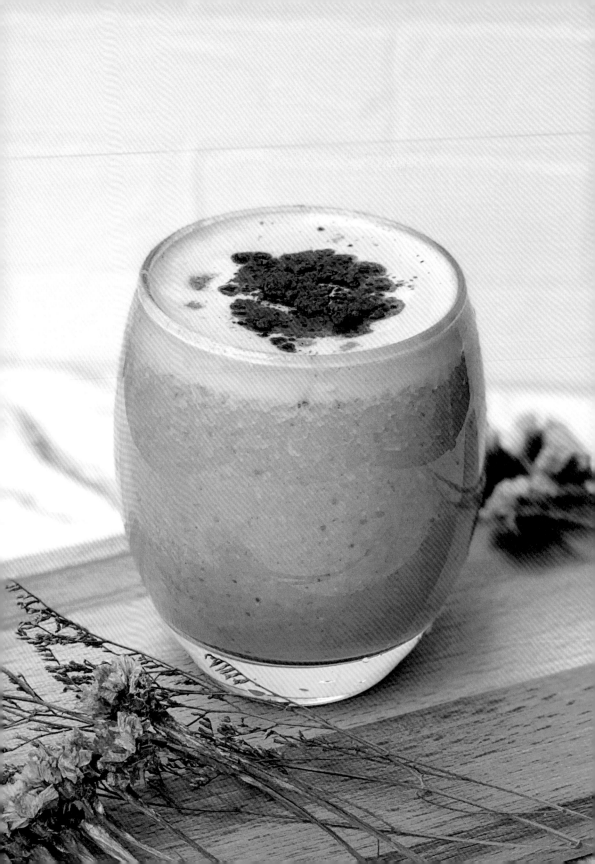

# 香蕉可可高蛋白飲

| 熱量 | 碳水 | 脂肪 | 蛋白質 |
|---|---|---|---|
| 211 kcal | 23 g | 4 g | 28 g |

*以上為 1 份的數值。

## 材料 （1人份）

熟香蕉…1/2 條

冰塊…約 8 塊

* 可依據自己喜歡的甜度，酌量再
加入一些飲用水。

無糖杏仁奶（或其他奶類）
…約 120ml（1/2 杯）

原味乳清蛋白粉…約 35g（1勺）

生可可粉…2 湯匙

即溶濃縮咖啡粉…1/2 茶匙

* 可不加

鹽巴…少許

## 作法

1 把熟香蕉稍微切塊，冰塊稍微弄碎一些。

2 將步驟 1 和其他材料放入果汁機或食物調理機中，打勻後就完成了。

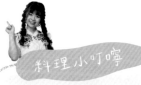

料理小叮嚀

　　這道蛋白飲的點心甜度，取決於看蛋白粉的牌子，我個人是選擇無糖。很適合運動完、訓練後來一杯的飽足點心，迅速補充醣類與蛋白質。

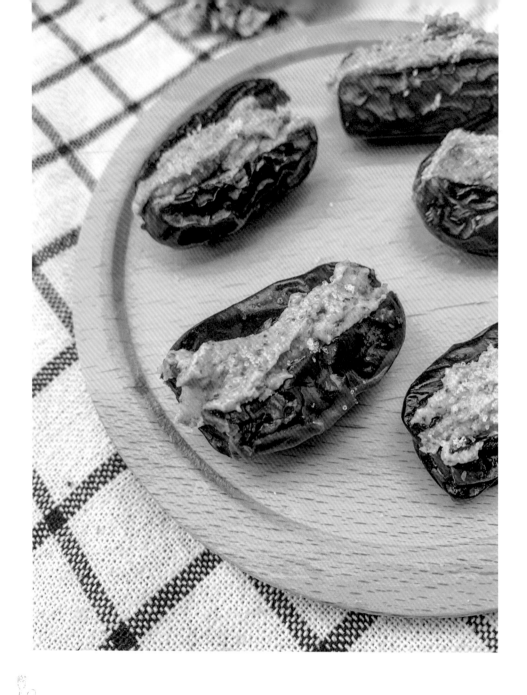

# 海鹽堅果醬
椰棗

熱量
40 kcal

碳水
6 g

脂肪
1.7 g

蛋白質
0.7 g

\* 以上為 1 顆的數值。

## 材料 （1顆）

椰棗…1顆
堅果醬…約 3g（1/2 茶匙）
海鹽…少許

＊椰棗可至雜貨店或是大型量販店買到。
＊堅果醬也可替換成花生醬、堅果、起司……等等。

## 作法

1　將椰棗劃開後去籽，將堅果醬填入剖半的椰棗中。

2　再撒上一點點海鹽，就可以享用了！

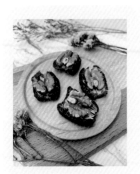

也可以將剖半椰棗內夾入核桃，變成「核桃椰棗」口味，同樣好吃喔！

【營養標示】（1份）
熱量 46kcal ／碳水 6g
脂肪 2.7g ／蛋白質 0.8g

### 食材小知識

**椰棗（Date palm）**

是阿拉伯民族早期賴以生存原始食品。據研究發現，椰棗具有多種人體所需的營養素，含糖量為 55% 到 70%，主要為天然果糖，比起白糖或其他精製糖，是一個較健康的選擇。然而，如果正在控制體重的話，要注意不可以多吃喔！

• • •

能快速又及時地補充能量與營養的小點心，很適合在運動前迅速補充，或是在下午肚子餓的時間吃，甚或當你嘴饞、想要吃甜食又不希望有罪惡感時開心的享用！
椰棗含有的果糖，有助於快速補充體力，再加上高纖維和維生素，吃下肚後不會讓你昏昏欲睡，反而更有精神和力氣，搭配堅果的好油脂，更能延長飽足感喔！

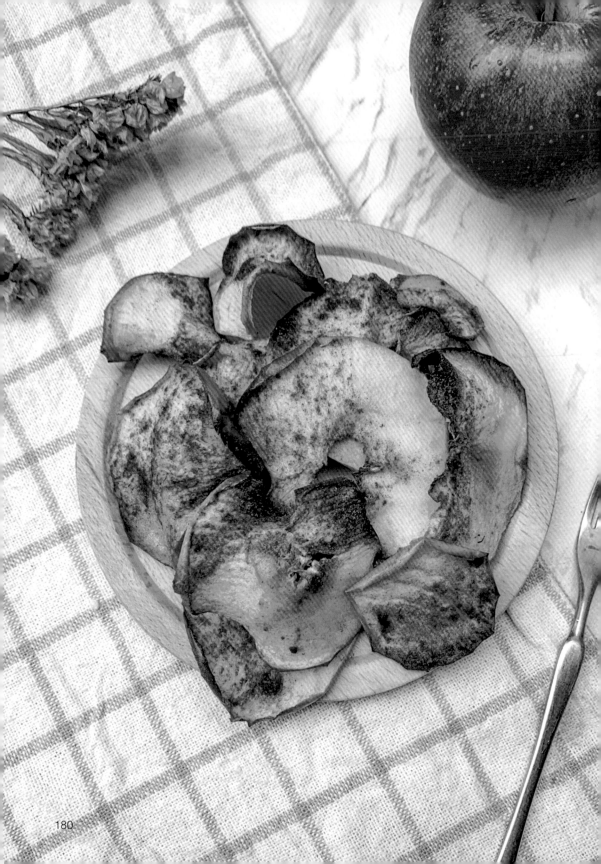

# 肉桂烤蘋果片

| 熱量 | 碳水 | 脂肪 | 蛋白質 |
|---|---|---|---|
| 88 kcal | 24 g | 1 g | 1 g |

＊以上為 1 份的數值。

## 材料 （4人份）

蘋果…3 顆（大顆）

＊可用富士、加拉、蜜脆蘋果等品種。

肉桂粉…1 茶匙

## 作法

1 烤箱以攝氏 90 度預熱 5 分鐘，烤盤上平鋪上烘焙紙。

2 蘋果洗淨、將籽去除，切片切成約 3mm 的厚度。

3 將蘋果片平均平鋪在烘焙紙上，均勻撒上肉桂粉。放入烤箱烤約 1 小時，翻面再烤 1 小時。

4 烤箱火力關閉後，將蘋果片留在烤箱中冷卻 30 分鐘，就可以取出直接享用了。

## TIPS

● 如果蘋果不脆，可以再繼續烤 15 分鐘，接著再冷卻。

● 烤好的蘋果片可以直接吃，或是裝在密封罐中保存，兩天內盡快吃完。

# 酪梨番茄蛋莎莎

## 材料 （1人份）

水煮蛋…1 顆
小番茄…約 37g（1/4 杯）
酪梨…約 35g（1/4 顆）
海鹽…適量
黑胡椒…適量

  熱量 141 kcal  碳水 5.4 g

  脂肪 10g  蛋白質 7.4g

\* 以上為 1 份的數值。

## 作法

1　將水煮蛋和小番茄切丁，酪梨切塊。

2　把處理好的步驟 1 全部混合均勻，再加入
　　海鹽和胡椒鹽，攪拌後即可享用。

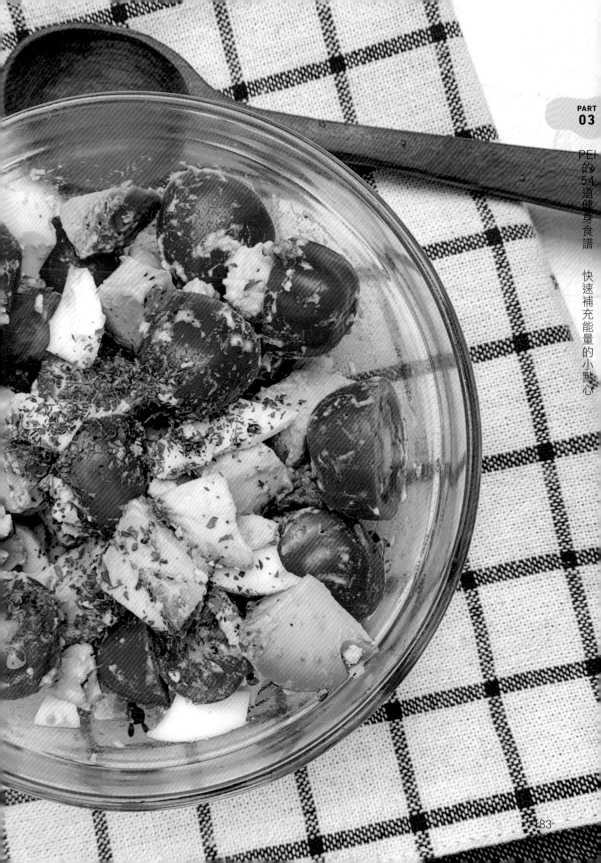

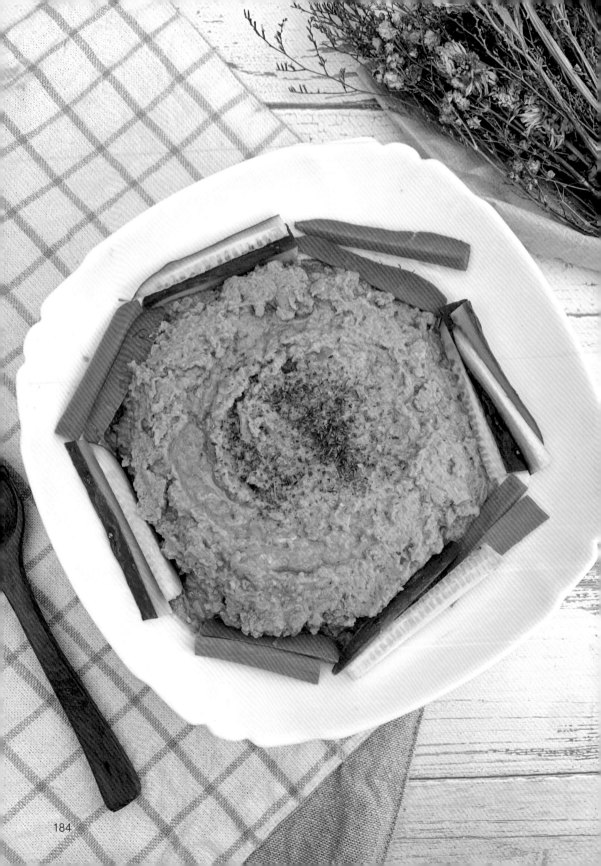

# 鷹嘴豆泥佐蔬菜棒

| 熱量 | 碳水 | 脂肪 | 蛋白質 |
|------|------|------|--------|
| 205 kcal | 15.5 g | 12.9 g | 7.9 g |

\* 以上為 1 份豆泥的數值，蔬菜棒不記入熱量中。

## 材料 （5人份）

熟鷹嘴豆…250g
\*可以直接使用鷹嘴豆罐頭

橄欖油…2 大匙
\*也可用無水奶油

白芝麻醬…60g
檸檬汁…1 大匙
蒜泥…2 大瓣
鹽巴…適量（依個人口味）
孜然粉…1/2 小匙
飲用水…50g
\*慢慢加至自己喜歡的濃稠度

希臘優格…約 50g（3 大匙）

## 作法

1. 將鷹嘴豆泡水泡過隔夜，隔天再放入電鍋中蒸熟。

2. 將鷹嘴豆和除了優格以外的其他所有食材放入食物調理機或果汁機中，打至細滑狀，最後再拌入希臘優格。

3. 將小黃瓜和紅蘿蔔洗淨、切成條狀，就可以沾取醬料直接享用！

### TIPS

- 橄欖油與芝麻醬可以自行斟酌分量減少，減低多餘熱量。
- 喜歡酸的話，可以多加一些檸檬汁，若不喜歡也可以酌量減少。

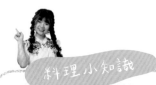

### 料理小知識

#### 鷹嘴豆泥沾醬（Hummus）

　　常見於北非、希臘和中東的料理中。營養價值高，歐美國家習慣搭配蔬菜棒一起吃，口感清爽，健康又飽足！另外，也可以沾餅乾、麵包，或是當成沙拉醬使用。

　　鷹嘴豆是一種複合型碳水化合物，富含蛋白質，不會讓血糖一下子飆高，也提供很高的飽足感，所以這道料理常被當作減重時的點心。

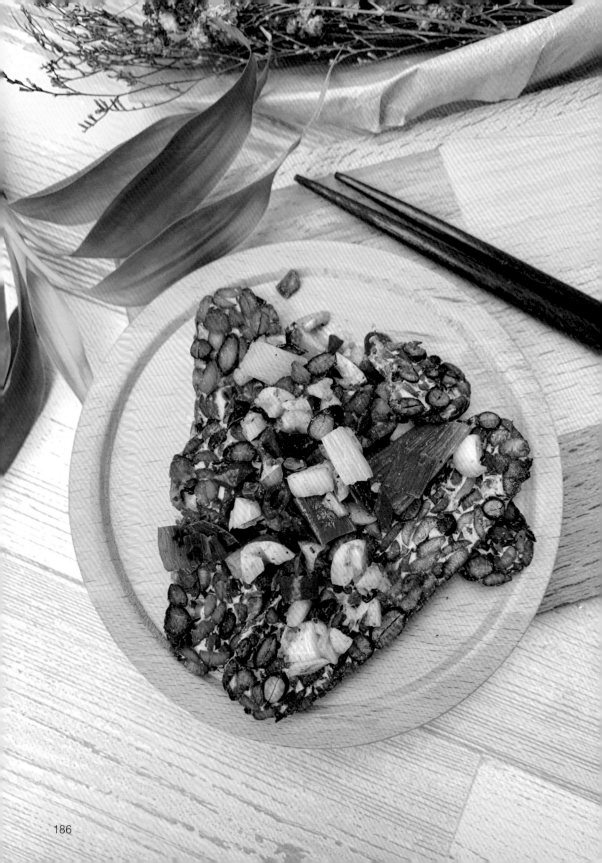

# 椒鹽天貝

| 熱量 | 碳水 | 脂肪 | 蛋白質 |
|------|------|------|--------|
| 193 kcal | 10.8 g | 9.4 g | 18.5 g |

* 以上為 1 份的數值，油的熱量未計入。

## 材料 （1人份）

天貝…100g
橄欖油…少許
* 也可用酪梨油。

調味料
| 蒜末…1 大瓣
| 蔥末…適量
| 辣椒…適量
| 椒鹽粉…少許

## 作法

1　天貝切薄片，噴上（塗上）少許油，放入烤箱中層，以 180 度烤 20 分鐘。
　　* 也可用氣炸鍋 180 度料理 20 分鐘。

2　把完成的天貝片放入保鮮盒，加入調味料、蓋起蓋子，大力搖均勻後，即可享用！

## TIPS

● 不想要那麼麻煩，直接氣炸後，加一些鹽巴（也可改椒鹽粉或胡椒粉）也很好吃。
● 天貝切片愈薄，口感會愈香脆。

187

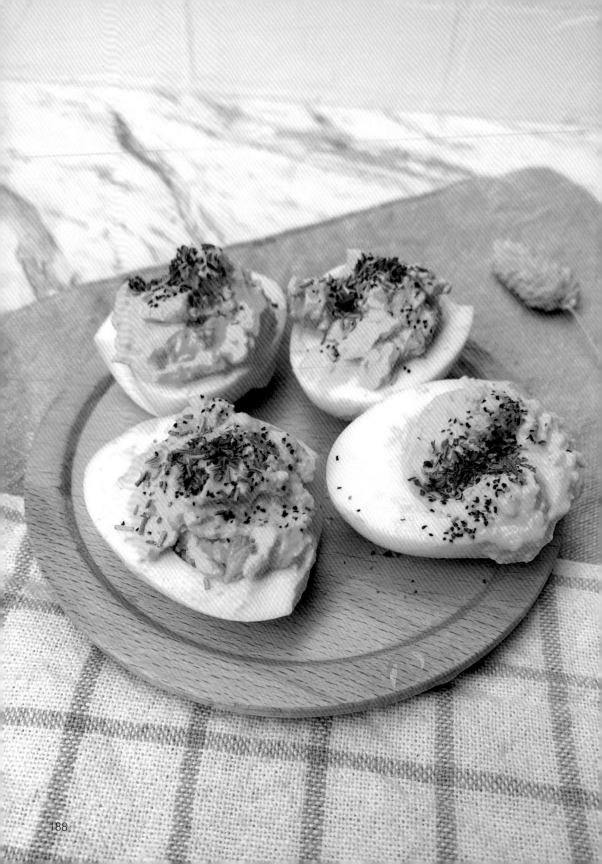

# 減卡魔鬼蛋

| 熱量 | 碳水 | 脂肪 | 蛋白質 |
|------|------|------|--------|
| 97 kcal | 1 g | 6 g | 8 g |

\* 以上為 1 份的數值。

## 材料 （12人份）

水煮雞蛋…6 顆
香菜粉…適量裝飾

## 醬料

希臘優格…1/2 杯
Dijon 芥末醬…1 湯匙
海鹽…1/4 茶匙
黑胡椒粉…1/8 茶匙
紅椒粉…1/4 茶匙
卡宴辣椒粉…1/8 茶匙

## 作法

1　將所有水煮蛋剖半，把蛋黃放到一個小碗裡，把蛋白放在盤子上。

2　用叉子把蛋黃搗碎，再加入醬料的所有材料，攪拌均勻至光滑狀。

3　把步驟 2 舀回蛋白裡，再撒上香菜粉裝飾就完成了。

## TIPS

● 這道魔鬼蛋料理，使用希臘優格取代了原本高熱量的美乃滋，作法還是很簡單，而且依然保有濃郁的美味！

● 完成後可以直接吃，或是冷藏 30 分鐘後再吃也可以。

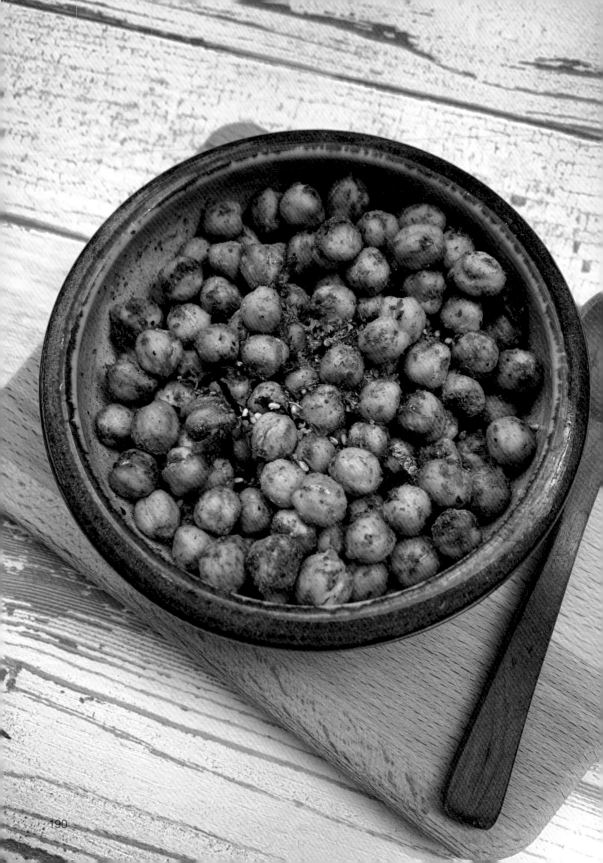

# 香料烤鷹嘴豆

| 熱量 | 碳水 | 脂肪 | 蛋白質 |
|------|------|------|--------|
| 151 kcal | 22.8 g | 3.7 g | 7.4 g |

\* 以上為 1 份的數值。

### 材料 （3人份）

熟鷹嘴豆… 250g
調味料
 孜然粉 1/2 大匙
 紅椒粉 1/2 大匙
 咖哩粉 1/2 大匙
 七味粉 適量
 海鹽 1/4 大匙
 黑胡椒 1/4 大匙
 橄欖油 5ml
\* 香料可依個人喜好
選擇是否加入。

### 作法

1 烤箱以 200 度預熱 5 分鐘。將熟鷹嘴豆拌上所有調味料，均勻鋪在烤盤上後放入烤箱。

2 烤 20 ～ 30 分鐘後，打開烤箱門，將鷹嘴豆翻一下，接著再烤到香脆，即可取出烤箱。

### TIPS

● 這道料理，也可以用氣炸鍋做喔！
● 氣炸法以 180 度料理共約 23 ～ 25 分鐘，中間翻攪 3 至 4 次。每台烤箱與氣炸鍋的環境溫度不太相同，所以需要自行測試出自己喜歡的口感唷！

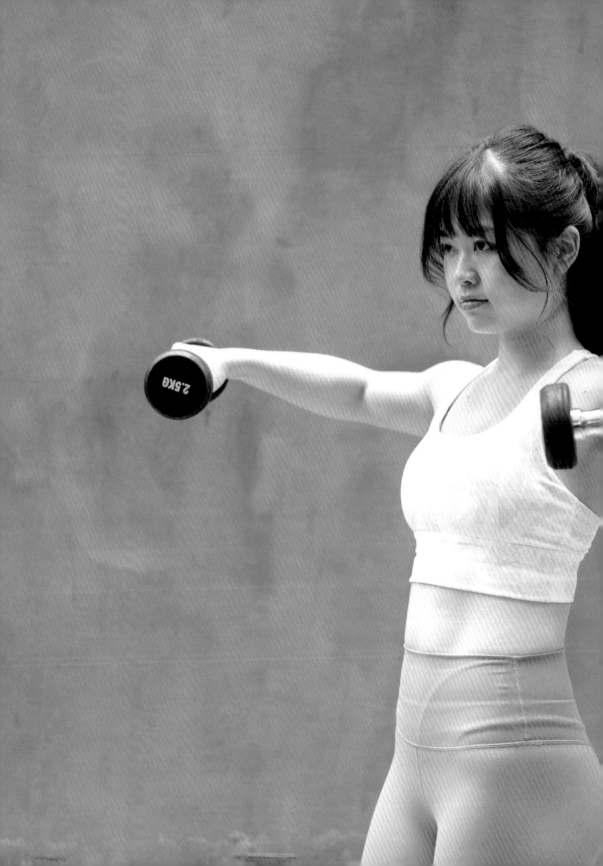

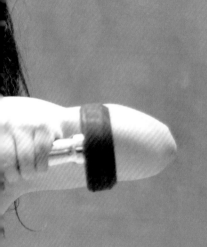

# 健身，是最好的瘦身

Part 04

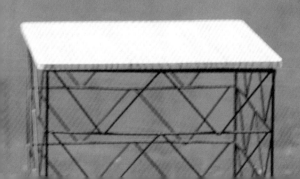

# 有肌肉，
## 瘦身、減脂效率最高

　　減脂時，因為消耗量大於攝取的熱量，身體能量不足的情況下，會分解體內儲存的肝醣、蛋白質和脂肪來獲得能量，所以減脂不只會消耗脂肪，也同時會流失肌肉。

## 重訓之後，一定要好好吃、好好休息

　　雖然減脂只靠飲食控制，就能達到很好的效果，然而看不見的危機是隱藏在脂肪底下逐漸流失的肌肉。當吃得少，體脂肪跟肌肉會同時流失，然而當我們吃多，只有體脂肪會逐漸增加，但是肌肉本身並不會隨之增加。

　　很多人會以為，只要多吃蛋白質就能維持肌肉量、甚至增加肌肉，然而充足的蛋白質只是讓肌肉撐著，或是減緩肌肉流失的速度，但增肌的關鍵，是要先刺激肌肉造成損傷，並透過營養與休息、睡眠來修復肌肉，最後讓肌肉變得更強，以抗衡下一次你會給它的刺激。而重量訓練就是透過安全及有系統漸進式的訓練，來不停循環這個過程。

　　目前明確能促進肌肉生長的荷爾蒙，包含了生長激素及雄性激素（睪固酮）。當我們接受阻力訓練，造成肌肉的輕微撕裂傷，然後身體修復肌肉後，肌肉就會變得比較大、肌力會比較強。

　　在肌肉有撕裂傷時，腦下垂體會增加分泌生長激素，促進新的肌肉細胞生成，並藉由酵素刺激脂肪分解，讓脂肪作為能量的來源。在重量訓練、激烈運動和晚上睡覺時，生長激素會快速增加、濃度上升，幫助身體組織

生長，促進脂肪分解、蛋白質合成、調整身體各部位代謝、維持肌膚彈性、強化免疫系統等等；這就是為什麼「好好睡覺」很重要，可以加速肌肉的修復。

一般人到了 30 歲時，生長激素的分泌量會減半，隨著年紀越大，生長激素的分泌量會越少，這就是為何越年輕時開始運動，肌肉越容易變強變大。而生長激素除了幫助肌肉細胞再生外，還能讓你的生理機能維持在年輕的狀態，這就是有運動習慣的人看起來比較年輕的原因。

要讓肌肉變強變大，雄性激素（睪固酮）是重要的關鍵，有研究指出，重量訓練、尤其是大肌群的訓練動作以及高強度的運動可以刺激睪固酮的分泌，所以才會鼓勵大家做多關節大重量的訓練，在增加整體的肌肉量上會比局部訓練更有效益。

## 不只為了瘦！而是延長身體「使用期限」

不只是想要減脂、增肌的人需要，無論你是學生、上班族、家庭主婦、退休族群，幾乎人人都是需要透過「適當的重量（阻力）訓練」，來保持甚至增加肌肉量。

增加肌肉量不只能提高基礎代謝、維持緊實的體態身形，還有許許多多的好處。例如：保護關節以防止關節的自然損耗、增加骨質密度以防止骨質疏鬆；學會正確的發力模式與姿勢，在日常中防止身體代償導致的腰痠背痛與傷害，矯正不當的身體姿勢；除此之外，還能訓練運動神經徵召的能力，加強其他運動表現，包括日常的走路、爬樓梯，以及出國遊山玩水，都會更有力量與體力。

肌肉是身體珍貴的資產，如果不特別去訓練、維持，就會自然隨著年齡逐漸流失（不當的節食減肥也會大量流失），如果不趁還可以訓練的時

候努力投資、多賺（練）點錢（肌肉）增加資產，肌肉一減少，便會使得基礎代謝下滑，除了容易發胖之外，肌肉不足也會讓我們年紀大了之後不良於行，骨質疏鬆，關節退化……，即便瘦、卻是虛弱不健康的，那麼再瘦又有什麼用呢？到時已經不是瘦不瘦的問題，而是身體夠不夠強壯到足以抵抗老化與疾病的問題了！雖然我們在任何年齡都可以透過重量（阻力）訓練來增加肌肉量，但是如果能趁年輕就開始鍛鍊，當然還是更好的。

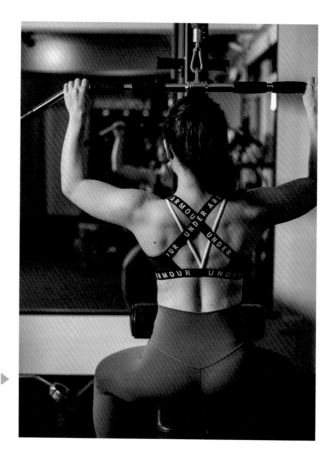

提升肌肉量，鍛鍊肌力，不光只是為了體態，更重要的是為了健康，讓身體足以在未來上了年紀之後，足以應付老化和疾病。

# 開始運動、健身時，最常見的問題

PEI'S TALK

## 女生健身的第一個問題：會不小心練太壯嗎？

只要一提到「女生」和「健身」這兩個單字，最常被提出的問題就是：女生健身會不會變成金剛芭比？不小心練太壯怎麼辦？

首先，女生天生的基因和男生本來就不同，促進肌肉生長的內分泌之一「雄性激素（睪固酮）」，女性少於男性數十倍，所以女生在肌肉生長的條件無法和男生相比。另外，健身有分很多種類的訓練，例如健美選手和健力選手，通常是完全不一樣的身形。

當你看到那些肌肉練得很大塊、線條很分明的人，是偏向健美式的訓練；而有些練舉重或是功能性訓練的人，可能力量很大、卻不會像健美選手一樣有塊塊分明的肌肉線條。而那些練得很壯的健身者，通常也要有頻率高、強度強的訓練，以及嚴格的飲食控制，才能夠有現在的身形，一般人、尤其是女生，是很難「不小心」練太壯的。

一般來說剛開始重量訓練的女生，可能會因為肌肉增長的速度比外層脂肪消減的速度還快，就會容易看起來比之前「壯」。只要有耐心，慢慢把外層的脂肪減下來之後，就能看到漂亮的肌肉線條囉。

增加肌肉對身體的好處非常多，不一定是要追求像健美選手那樣大塊有型的肌肉，而是足以應付日常生活，例如開寶特瓶瓶蓋、搬提重物、遊山玩水，可以發揮功能、協助你完成生活大小事的肌肉。有人純練健康、有人喜歡追求力量突破、有人喜歡追求線條比例等等，只要能變得更有力量、更強壯，都是很好的！

## 只做有氧，很難瘦下來！

有氧運動是大部分人想要開始運動時，門檻最低、也最方便容易上手的運動項目，所以大多數人會認為，想瘦身「只要」做有氧運動就好。

在前面已經說明過，想瘦身最重要的就是製造「熱量赤字」，當我們提高消耗量，就會比較容易製造熱量赤字。很多人做有氧會變瘦的原因，就是增加了熱量的消耗。

但是只透過有氧運動來增加能量消耗，是有一定極限的，身體很聰明，會一直不斷適應我們給他的刺激，身體適應了同樣的訓練和強度之後，就會讓消耗能量的速度降低，想要讓身體處在最節能的模式中；而且，過度的有氧運動反而會造成肌肉的流失。

如果想要瘦身和雕塑體態，會建議以重量訓練為主、有氧為輔，增加身體的肌肉量可以提高基礎代謝，默默幫助你消耗能量，肌肉量的提升也能幫助提升運動表現，可以讓有氧的強度提高，也能讓消耗熱量的效率增加；有足夠的肌力也能夠保護關節，較不容易受傷。

## 要先減重，還是先減脂？

減重跟減脂不一樣。減掉重量，可能是同時減掉了水分、肌肉跟脂肪，而減脂則是專注在減少脂肪。能夠保留肌肉（甚至增加肌肉），並且盡可能減去脂肪，才是我們真正想要的。

很多人會有一個迷思，認為太胖的話應該先瘦下來、再開始做重量訓練增肌。然而，對於沒有接觸過肌力訓練的新手，其實增肌減脂是可以同時辦到的。

在增肌減脂的過程中，由於肌肉的重量也會增加，因此體重的變化有

可能不會大幅下降，甚至有可能在初期會上升，這都是很正常的現象。**如果本身是過胖的人，在肌肉肌力不足的情況下去做有氧運動，更有可能會讓關節承受的壓力過大，缺乏肌肉保護而受傷。** 所以建議初學者可以找一位專業的健身教練來學習，除了能更有效率的學習訓練知識，也能避免因亂練而受傷的風險。

● 不能局部瘦身，但可以局部增肌

局部增肌是做得到的，但是局部瘦身卻做不到。

雖然身體每個部位的脂肪細胞數量不同，但是大小都是相同的，而脂肪分佈的位置則會因為每個人的基因不同而有所不同。當我們變胖的時候，全身脂肪細胞都會一起變大，相對的變瘦的時候就會一起變小。

即便一直狂練腹部也無法只減掉腹部的脂肪，因為沒有局部瘦身這件事，別再輕易的相信網路上流傳的瘦腹操、瘦大腿操等等的了。

● 改變體態的「S 曲線」，怎麼練？

不同的運動方式，會造就不同的體態。如果做大量的有氧運動，就會變得像是耐力型選手（例如馬拉松跑者）一樣瘦瘦細細的；想要改變身形體態，擁有 S 曲線，就必須雕塑上半身與下半身的線條：將背部練寬練挺、將臀腿練出曲線，這樣一來，即便腰的尺寸不變，在視覺上也能夠顯現出腰細的感覺！

想要雕塑線條，就必須增加肌肉、減少脂肪，遵循增肌的訓練方向原理，慢慢打造出迷人線條！

## 在家做徒手運動，也能打造出肌肉線條嗎？

在回答這個問題之前，我們必須先認識肌肉生長的條件原則。用專業術語來說，生物都有一種「一般適應症候群」的現象，用白話一點的說法

就是：你的身體會不斷去適應外在的刺激。

很多人應該會有這種經驗，當很久沒運動了，某一天心血來潮、跟著網路上的影片做運動，結果隔天肌肉非常痠痛；但是如果跟著同一支影片做好幾天，你會發現做得愈來愈輕鬆，而且也不再有肌肉痠痛的感覺。

那是因為身體已經向上適應了這個運動的強度，所以，如果不運動、不訓練，身體也會不斷地向下適應，不進則退。

如果我們想要讓身體的組成改變，讓它更進步，就必須再給予不同的刺激，例如做不同的動作或是強度。

跑步、爬山、跳有氧操，都可以對肌肉產生刺激，但不一定是有系統或安全的。而重量訓練，則是：「透過有系統安全地加重在身上的方式，對肌肉做出超過它目前能力所及的刺激，迫使肌肉必須改變、以適應這個刺激。」

一開始，健身或想減重的新手，在家徒手利用自身體重作為負重來刺激肌肉，也能到達到訓練的效果，隨著能力的進步，在家運動可能就必須再搭配彈力帶、翹臀圈、啞鈴等等道具，再增加運動強度。

但是，以改變身形的「效率」來說，能上健身房使用自由重量或器材，做多關節、大重量的訓練，會是更加有效的，沒有一套固定訓練法、固定的完美課表，能讓你的訓練「一直有效」，而是需要有系統地適量漸進。同一套課表，也可能因為每個人的基礎、過去知識經驗的不同、身體的基因不同，即便複製同一套課表，也不一定能夠達到一樣的效果。

過去我不懂這樣的原理時，每天跳減重有氧體操，或是照著網路上的影片，試著按表操課地在家自己做徒手肌力運動，但就如我在第一章所分享的，當時只覺得又累又喘又痛苦，但身形也沒有改變，只能說是達到了「有活動、有消耗熱量」，同時稍加訓練心肺的健康效益。

建議想減重、想健身練肌的新手，不管是在家訓練或是上健身房訓練，最好都要找專業教練指導，除了能夠更有效率地達成目標之外，更重要的是避免錯誤姿勢而受傷喔！

## 做核心或腹部運動，就能打造馬甲線嗎？

很多人很怕練腿的菜單，是覺得這樣腿會變粗。但是！想要瘦肚子、練出馬甲線時，卻一直狂練腹部核心運動⋯⋯這個邏輯，大家不覺得哪裡怪怪的嗎（笑）？

每個人都有腹肌，只是都藏在脂肪底下。前面文章中有提到，減脂有七成是來自於飲食控制，通常脂肪減下來了，就能夠看到腹肌線條。如果還看不到的話，就是體脂肪還不夠低，不然就是肌肉量不夠、應該要增肌。

增肌最有效的方式，並不是只有狂練腹部，而是以能夠有效提升整體肌肉量的「多關節運動（例如深蹲、硬舉等等）」，遵循前面所說的漸進式訓練原則，逐步提升肌肉量，增肌減脂會更有效率。若是再搭配少量的核心訓練，就能有比較明顯的線條出現囉。

● 我可以只翹臀不粗腿嗎？

只想要練出蜜桃臀、不想要粗大腿，是很多女生共同的心聲。

如果做一些比較孤立臀部肌肉的動作，是可以盡量練出翹屁股，而少練到一些大腿的。但是畢竟臀腿一家，要完全分離不太可能，只能利用動作設計，集中在目標肌肉多一點。

例如，很多人以為可以練翹臀的動作，就是深蹲。但其實深蹲也會用到很多股四頭肌（大腿前側肌肉），因此並不是練臀部最好的動作選擇。

不過，深蹲的動作幾乎動用到了全身的肌群，而在這種強度的運動下，將會製造大量的睪固酮以及生長賀爾蒙，因此深蹲能比較有效率的幫助全

身肌肉生長，也就有更多肌肉幫助全身燃燒脂肪與熱量。

我想強調的是，**健身與重量訓練不只是要為了「好看」而已，在功能性方面，能幫助你在現實生活中提升力量、平衡及活動度，更加有力、增加骨質密度、免於受傷**，均衡的肌肉發展，也能夠在健身路上走得長遠，讓整體身型更加平衡！

本來天生腿部沒有什麼肌肉量的女生，的確是可能因為肌肉增加了，而讓腿部看起來比之前粗，但是隨著整體肌肉量的提升，還有臀腿線條的鍛鍊，反而整個身形會是更加勻稱健康、強壯有線條的。

如果是脂肪量比較多的女生，剛開始增肌時，的確是會有一段「看起來變更壯了……」的時期，然而！若你能保持耐心，再給自己一點時間，慢慢將脂肪減下來，就能看見愈來愈緊實漂亮的身形線條。

最後我還是要強調，女生要增加肌肉、要變壯，是很不容易的！真的不需要害怕，未來的你，將會感謝現在願意跨出舒適圈的自己！

「粗壯」常常成為女孩開始健身的遲疑點，但其實增加肌肉量，就是提高基礎代謝，也可以說是轉變成「易瘦體質」，又能打造身體曲線。

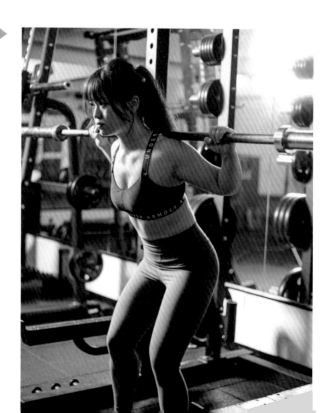

# 練肌力、練曲線的重點整理

## ✧ 從改變體態來講，重量訓練最有大幅的進步空間

① 你不能決定脂肪天生的分佈，但可以透過有方法的訓練來雕塑不滿意的部位。

② 身體建立愈多的肌肉，等於建立長期的易瘦體質，因為肌肉消耗的熱量比脂肪更多。

③ 重量訓練具有「後燃效應」，也就是不運動的時候，身體依然會持續燃燒熱量。

④ 重訓能改變身體利用能量的方式，身體會偏向用碳水修補肌肉、而不是儲存起來。

## ✧ 從健康來講，無論年齡、性別、體重，都應該開始重訓

① 肌肉會隨著年齡不斷自然流失，人人都該學習重訓保持甚至增加肌肉，對抗老化。

② 肌肉可以保護關節、防止關節的自然損耗，增加骨質密度以防止骨質疏鬆。

③ 學會正確的發力模式與姿勢，在日常生活中防止身體代償導致的腰痠背痛與傷害。

④ 重量訓練可以訓練運動神經徵召，加強其他運動表現，包括日常的運動爬山、出國遊山玩水等等，都會更有力量與體力。

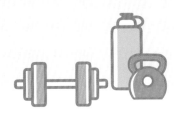

國家圖書館出版品預行編目資料

美味健身便當食作課 / 梁毓珮著 . -- 初版 . -- 新北市：幸福文化出版：
遠足文化發行 , 2020.05
　面；　公分
ISBN 978-957-8683-98-3（平裝）

1. 健康飲食 2. 減重 3. 食譜
411.3　　　　　　　　　　　　　　109005853

好健康 033

# 美味健身便當食作課

人氣 IG 健身料理女孩的 54 道精選食譜，便當常備菜 x 豐盛早午餐 x 能量點心，
不節食、不挨餓，無壓力改造體態

作　　者：梁毓珮
責任編輯：賴秉薇
封面設計：美心設計
人物攝影：璞真奕睿影像
人物梳化：新秘 Kylie Tsai Studio / 整體造型
內文設計：王氏研創藝術有限公司
內文排版：王氏研創藝術有限公司
印　　務：黃禮賢、李孟儒

出版總監：黃文慧
副 總 編：梁淑玲、林麗文
主　　編：蕭歆儀、黃佳燕、賴秉薇
行銷總監：祝子慧
行銷企劃：林彥伶、朱妍靜

社　　長：郭重興
發行人兼出版總監：曾大福
出　　版：幸福文化／遠足文化事業股份有限公司
地　　址：231 新北市新店區民權路 108-1 號 8 樓
網　　址：https://www.facebook.com/
　　　　　happinessbookrep/
電　　話：(02) 2218-1417
傳　　真：(02) 2218-8057

發　　行：遠足文化事業股份有限公司
地　　址：231 新北市新店區民權路 108-2 號 9 樓
電　　話：(02) 2218-1417
傳　　真：(02) 2218-1142
電　　郵：service@bookrep.com.tw
郵撥帳號：19504465
客服電話：0800-221-029
網　　址：www.bookrep.com.tw

法律顧問：華洋法律事務所 蘇文生律師
印　　刷：通南彩色印刷有限公司
電　　話：(02) 2221-3532

初版一刷：西元 2020 年 5 月
初版二刷：西元 2020 年 8 月
定　　價：399 元

Printed in Taiwan

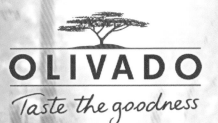

# 酪梨油系列

紐西蘭原裝進口
選用熟成哈斯酪梨，油脂含量高、果肉綿密
每250ml含有20顆酪梨壓榨而成
發煙點達220度以上

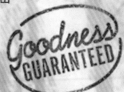

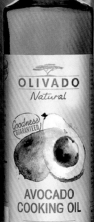

AVOCADO COOKING OIL

Neutral flavour for all types of cooking

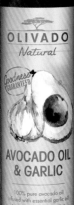

AVOCADO OIL & GARLIC

100% pure avocado oil infused with essential garlic oil to create a taste sensation

250ml e

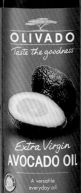

*Extra Virgin*
AVOCADO OIL

A versatile everyday oil

For all high heat cooking, salads and sauces

250ml e
Product of New Zealand

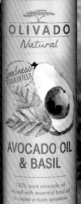

AVOCADO OIL & BASIL

100% pure avocado oil infused with essential basil oil to create a taste sensation

250ml e

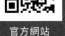

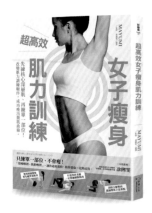

## 超高效女子瘦身肌力訓練

**先練核心深層肌、再練單一部位！**
**改變肌力訓練順序，成功瘦出微肌曲線**

MAYUMI ／著 蔡麗蓉／譯 定價 350 元

「想瘦哪裡、先動哪裡」的直觀想法，
只會讓你過量運動、累得要命，卻又看不到成效。
只練單一部位，不會瘦！
先練核心深層肌，體幹有力、全身都能瘦下去！

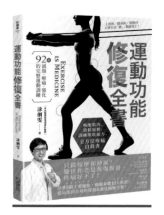

## 運動功能修復全書

**喚醒肌肉、放鬆筋膜、訓練肌收縮力，**
**全方位疼痛自救書！**
**92 組減傷・解痛・強化的完整運動訓練**

涂俐雯／著 定價 450 元

只做按摩和伸展？難怪你老是舊傷復發、疼痛好不了！
沿著 8 個主要關節，喚醒身體 10 大肌群，從局部到全身，
現代人必備的保養＆強化圖解大全集！

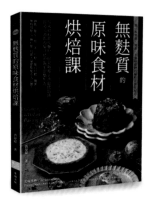

## 無麩質的原味食材烘焙課

**用米穀粉取代麵粉、堅果和椰子油取代奶油，打造**
**52 道低過敏食材的獨家甜點配方**

馮晏緹／著 定價 399 元

第一本「無奶蛋」的無麩質烘焙配方，
第一本全部使用天然穀物＆堅果的甜點食譜。
打破傳統甜點烘焙的「麵粉＋奶＋蛋」公式，烘焙初學者
＆健康飲食新手絕不失敗的黃金比例大公開！

# 讀者回函卡

感謝您購買本公司出版的書籍，您的建議就是幸福文化前進的原動力。請撥冗填寫此卡，我們將不定期提供您最新的出版訊息與優惠活動。您的支持與鼓勵，將使我們更加努力製作出更好的作品。

## 讀者資料

●姓名：＿＿＿＿＿＿＿ ● 性別：□男 □女 ●出生年月日：民國＿＿年＿＿月＿＿日

●E-mail：＿＿＿＿＿＿＿＿＿＿＿＿＿＿＿＿＿＿＿＿＿＿＿＿

●地址：□□□□□ ＿＿＿＿＿＿＿＿＿＿＿＿＿＿＿＿＿＿＿＿＿

●電話：＿＿＿＿＿＿＿ 手機：＿＿＿＿＿＿＿ 傳真：＿＿＿＿＿＿＿

●職業： □學生　　　□生產、製造　　□金融、商業　　□傳播、廣告

　　　　□軍人、公務　□教育、文化　　□旅遊、運輸　　□醫療、保健

　　　　□仲介、服務　□自由、家管　　□其他

## 購書資料

1. 您如何購買本書？□一般書店（　　　縣市　　　　書店）
　　　　　　　　　 □網路書店（　　　　　書店）　　□量販店　□郵購　□其他
2. 您從何處知道本書？□一般書店　□網路書店（　　　　書店）　□量販店　□報紙
　　　　　　　　　 □廣播　□電視　□朋友推薦　□其他
3. 您購買本書的原因？□喜歡作者　□對內容感興趣　□工作需要　□其他
4. 您對本書的評價：（請填代號 1.非常滿意 2.滿意 3.尚可 4.待改進）
　　　　　　　　□定價　□內容　□版面編排　□印刷　□整體評價
5. 您的閱讀習慣：□生活風格　□休閒旅遊　□健康醫療　□美容造型　□兩性
　　　　　　　　□文史哲　□藝術　□百科　□圖鑑　□其他
6. 您是否願意加入幸福文化 Facebook：□是　□否
7. 您最喜歡作者在本書中的哪一個單元：＿＿＿＿＿＿＿＿＿＿＿＿＿＿＿＿
8. 您對本書或本公司的建議：＿＿＿＿＿＿＿＿＿＿＿＿＿＿＿＿＿＿＿＿

＿＿＿＿＿＿＿＿＿＿＿＿＿＿＿＿＿＿＿＿＿＿＿＿＿＿＿＿＿＿＿＿＿

＿＿＿＿＿＿＿＿＿＿＿＿＿＿＿＿＿＿＿＿＿＿＿＿＿＿＿＿＿＿＿＿＿

＿＿＿＿＿＿＿＿＿＿＿＿＿＿＿＿＿＿＿＿＿＿＿＿＿＿＿＿＿＿＿＿＿

＿＿＿＿＿＿＿＿＿＿＿＿＿＿＿＿＿＿＿＿＿＿＿＿＿＿＿＿＿＿＿＿＿

＿＿＿＿＿＿＿＿＿＿＿＿＿＿＿＿＿＿＿＿＿＿＿＿＿＿＿＿＿＿＿＿＿

請沿虛線剪下，黏貼好後，直接投入郵筒寄回

# 美味健身便當食作課

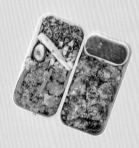

**人氣 IG 健身料理女孩的 54 道精選食譜！**

便當常備菜 x 豐盛早午餐 x 能量點心，
不節食、不挨餓，無壓力改造體態

 幸福文化　　書名 美味健身便當食作課　　書號 好健康033